体の
ゆがみの
9割は
自分で治せる

丸山晴嗣 著

セルバ出版

はじめに

本書は、1日のほんの数分を使ったセルフケアで、体の凝りや疲れをやわらげ、痛みのない体をつくっていく方法を紹介しています。

「最近、腰の調子がよくないな」「肩に凝りを感じる」といった方はもちろん、すでに痛みが出てきてしまっている方にも、お役に立てるセルフケア術集です。

最近は体の凝りや疲れを癒してくれる治療院がたくさんできていて、痛みが出てきたら治すというのが当たり前の風潮になりつつあります。

しかし、これは体のメンテナンスとしては必ずしも正しいものではありません。

体は本来痛くなるようにはできていません。持ち前の回復力があれば、治療院など通わなくても、体の疲れをリセットすることができるはずなのです。

しかし現代の人たちは何かと忙しく、体に無理をさせることが多いため、体の回復力が低下してしまっているのが現状です。

そこで本書では、痛みや凝りを減らすセルフケアの紹介からさらに一歩踏み込み、痛みを生み出している原因をできるだけ取り除くアイデアや、人の持つ回復力を高める方法についても追求しています。

肩・腰・膝など体の部位ごとに、セルフケア術を写真やイラスト付でわかりやすくまとめています。気になっているところから読んでいただくのもいいでしょう。また痛みや違和感を持った度に本書を手に取っていただくといった活用もおすすめです。

第1章では基本的かつ総合的な章として、体の凝りや痛みへの適切なアプローチ方法を紹介しています。これを読んでおくだけで、体のトータルケアにつながり、日々体にかけざるを得ない負担を、少しでも軽減し、凝りや痛みとは無縁な状態を目指すことができます。

また最後の章では応用編として、ある道具を使ったおすすめのセルフケアや、普段意識したい体の姿勢、さらには神経のお話など、知っておくと得する情報を詰め込みました。

これらもぜひご一読いただき、痛みのない生活を手に入れてください。そして本来持っている自身の活力を取り戻し、あなたのやりたかったことができる理想の体を手にすることができたら、私にとってこれ以上の幸せはありません。

丸山 晴嗣

2018年1月

体のゆがみの9割は自分で治せる　目次

第3章 背中・腰・股と腿

第4章　肘・手首・指

第5章　膝・足首・足指

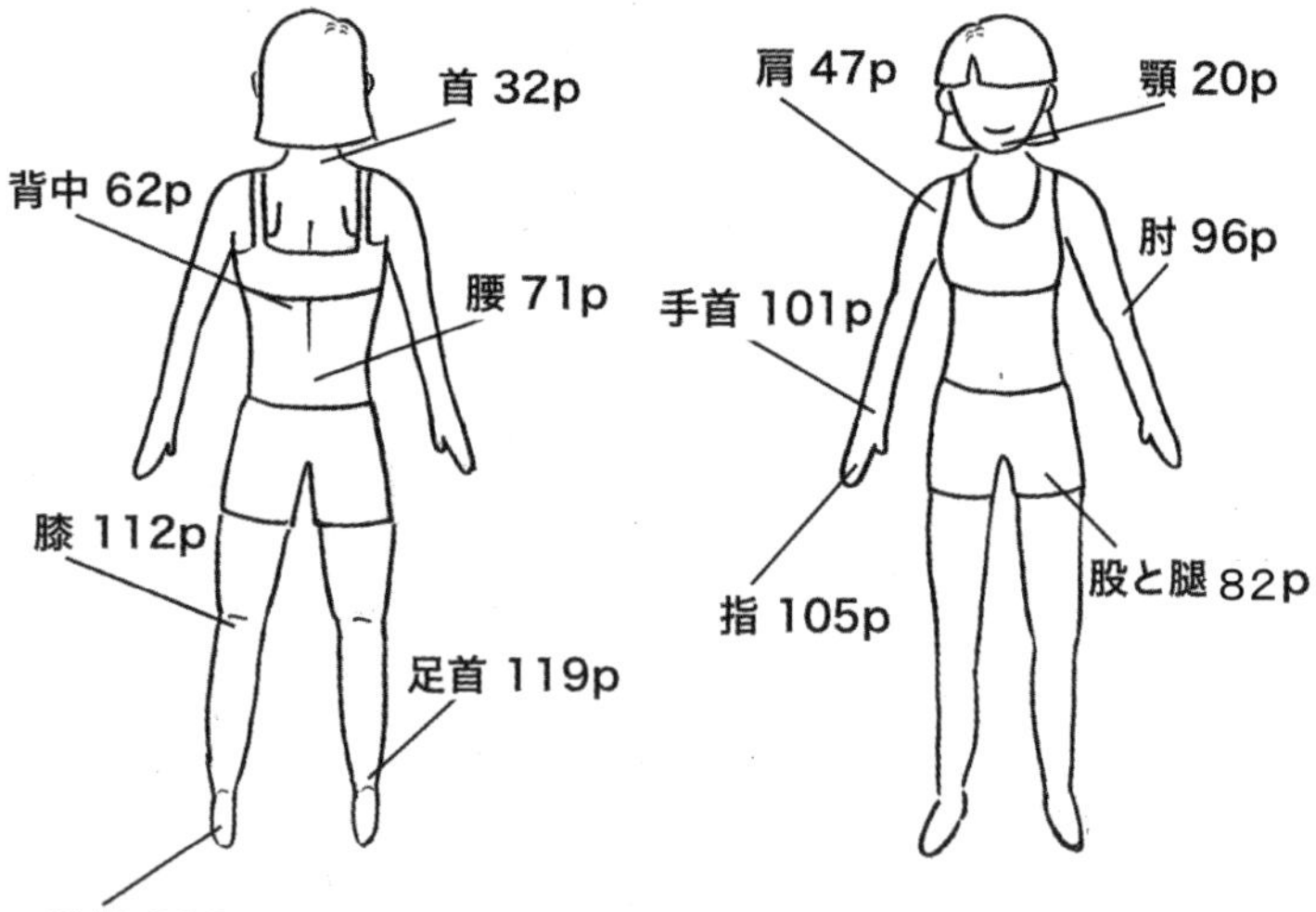
首 32p
背中 62p
腰 71p
膝 112p
足首 119p
足指 126p
肩 47p
顎 20p
肘 96p
手首 101p
股と腿 82p
指 105p

第1章

痛みと上手に付き合うための3つのポイント

●疲れ方の「質」を変えよう

■痛みに耳を傾ける

普段生活をしていく中で体に痛みが出るのは仕方がないことです。

仕事、家事、育児。パソコンやスマホ使用時や移動中の車内での姿勢。就寝中でさえ、私たちは体のどこかにアンバランスな負荷を与えています。そしてその負担が過剰になると痛みとして出てくるのです。

痛みが出るのは仕方がないとして、大事なことは「どこに痛みがあるのか」、そして「どうして痛みが出るのか」を考えることになります。

あなたは今本書を読んでいますが、その読書の姿勢でさえ、体のどこかに無理をさせています。意識を自分の体に集中させてみてください。どこかの関節や筋肉に力が入り過ぎていたり、突っ張っているのを感じたりしないでしょうか。

痛みをなくすため本書をじっくり読んでいただくことはけっこうですが、集中し過ぎて痛みを増幅させては本末転倒です。こまめに姿勢を変え気分転換し、余計な力を抜いていってください。

第1章では痛みと上手に付き合い、痛みの少ない生活を送るための、3つのポイントを簡潔に説明します。第2章以降の部位ごとの痛みを取るケアを実戦する上で重要な考え方になります。ぜひ目を通してください。

痛みは体が発生する悲鳴です。まずはそれにしっかり耳を傾けてあげることから始まります。

■細切れに疲れを抜く

なぜ痛みが出るのかというと、そこに疲れが蓄積されているからです。

人は疲労が溜まり過ぎると病気になります。体の各部位も同じで、疲れが溜まれば痛みを伴うようになってしまいます。

それでも痛みを我慢していると、いずれ取り返しのつかないことになります。家事や仕事がままならないくらい痛みで動けなくなったり、運動のできない体になってしまいます。

疲れが蓄積しすぎて何もできなくなってしまう前に、絶対に体を休ませるようにしましょう。

人間には本来治す力が備わっています。休めば疲れのない状態に戻すことができるのです。

しかし何かと忙しい現代に生きる私たちは、自分を労る機会、体を休める時間をたくさん設けようとはしません。過剰なほど体に無理をさせています。これが慢性的な痛みや怪我病気を誘発しているのにもかかわらず、です。

疲れが溜まっているのを感じたらこまめに抜く。忙しいときでも、一瞬だけでいいので、ふっと体を楽にして、余計な力を解放させましょう。

この意識がちょっとあるだけでも、自然と痛みのない生活を実現できるものなのです。

■疲れが出るのは当たり前

疲れが出るのはとても自然なこと。当たり前なことなのです。

その溜まっていく疲れにいち早く気づいて、痛みが出る前に対処してあげるようにしましょう。本書で紹介するストレッチやほぐしのテクニックがきっと役に立ちます。

痛みを抱える私たちが変えるべきなのは疲れ方の「質」です。疲れるのは前提として、適度に疲れゼロの状態へリセットしてあげることを大切にしてください。

これだけで疲れ方が変わってきます。

痛くなる度に治療院へ通うのは結果的に時間とお金の浪費になります。本書を通して、セルフケアの重要性を知り、時間とお金にもメリットの多い暮らしを手に入れましょう。

●ストレッチとメンタル、両方から治す

■痛みと心はつながっている

本書は痛みのない体を実現するため、普段実践したいストレッチに加えて、生活改善を促すアイデアを散りばめています。

それら生活改善の多くはメンタル面につながっています。仕事の精神的苦痛や人間関係の悩みを抱えているとき、落ち込んでネガティブになっているときほど、心への負担が痛みとして体に出る

と考えるからです。

とくに肩や背中の痛みは、心のストレスに起因するところが多いと思います。これはもしかしたら、多くの人にとって経験のあることかもしれません。

私がこれまで診てきた痛みを抱える方たちも、いろいろな話をうかがうと、私生活や仕事での悩みをもっているケースが多くを占めていました。

体に出る表面的な痛みならまだいいほうかもしれません。過剰な心のストレスで、心疾患やうつ病に発展したら、最低限の生活すら望めなくなってしまう可能性も。それは絶対に避けたいところです。

■心のストレスは体を栄養不足にする

なぜ心のストレスによって痛みが出てしまうのでしょうか。

悩み事が多いと、脳がめまぐるしく働いているため、リラックスする暇がなく、そちらへ栄養が行きがち。体全体に十分な栄養が行き届かなくなってしまうからです。栄養不足によって元気がなくなり、不健康となって痛みを出してしまいます。

またネガティブな状態というのは体を緊張状態にさせます。血管が収縮し、血の巡りを悪くして、凝り疲れが出てしまうのです。これも痛みの原因を生み出しています。

いずれにしろ、心のストレスが体の悪循環を生じ、痛みへと派生させているのです。

■悩みの種への対処を

適度に疲れを抜いているのにもかかわらず「一向に痛みが抜けない」「沈んだ気持ちから晴れない」といった症状があれば、それは心への負担が大きいからかもしれません。メンタルへのダメージ源を取り除いてあげる必要があるでしょう。

治療院での直接的な施術によって痛みだけ取り除いたとしても、痛みの供給源である心が治っていないためまた痛みは発生します。いつまでも治療院へ通うことになってしまうことでしょう。

自分だけではどうしようもなかったら、精神科やカウンセラーなどの専門家を頼るのが何より。家族や仕事仲間など、身近な誰かに相談するだけでも心の負担は軽くなるはずです。

表面上のセルフケアだけでは解決しない問題もあるということ。これら目には見えない内面に対するケアも大事にしてください。

より詳しい話は、最終章の自律神経のところでも触れています。こちらも参考にしましょう。

●患部だけを見ない

■体は連動している

痛みと上手に付き合うポイントの最後に書いておきたいのは、「痛いところだけを見ない」ことです。

患部ばかりにとらわれず、広い視野で体をケアすることが、結果的に早い回復を達成します。

体と心が密接に結びついているように、体の各部位どうしも複雑につながっているのです。

たとえば、痛みが出た場所が首であっても、原因となっているのは背中の緊張ということもあり得るわけです。

首が痛いからとそこばかり施術してもらっても、一時は痛みが収まっても、原因となっている背中がほぐれていなかったらまた首の痛みは再発してしまいます。

本書では、部位ごとに的確なストレッチを提案していますが、中には該当部位以外の広範囲に渡って効くストレッチもあります。これによって痛みの根本を絶つことができるのです。

■習慣形成で早期発見

患部以外の悪くなっているところを見つけるには、日々のセルフケアが重要となってくるでしょう。

ストレッチを毎日こなすことで、どこが硬くなっているのか突っ張っているのかを、素早く見つけることができます。

早期の発見によって、痛みが出る前に根源を退治できます。

つまりセルフケアを習慣づけることができれば、自分の力で早期発見早期治療ができるのです。

体のどの部位が凝りやすく、どの部位から痛みが出やすいかは、その人の生活習慣や仕事の種類によってまちまちです。ですから、日々のストレッチを取り入れて、自分の凝りや痛みの傾向を探っていくようにしましょう。

■治療に近道はない

治療してもまた痛みが再発してしまう多くの方は、セルフケアの習慣形成ができていないためだと、長年治療にあたっている私は感じています。

体に溜まった疲れをせっかく取り除いてゼロの状態に戻せたのに、「痛くないから大丈夫」とたかをくくってケアを怠ると、また日に日に疲れが蓄積され、いずれ痛みとなって出てきてしまいます。

痛みが出ていない時期こそ、ケアを忘れてはいけません。表面化されていない疲れをこまめにとることで、痛みのない体ができ上がるのです。どうしても難しい場合は、治療院で痛みを取り除いてから行うこともよいかと思います。

ですから次章より部位ごとに紹介していくセルフケアをぜひ実践してみてください。

すべてを取り入れる必要はありません。やってみて筋肉に突っ張りを感じるところは重点的に続けていくようにしましょう。そこをやわらげるだけで、連動しているほかの部位にも良い影響を与えてくれます。すでに痛みを感じる部位から読んでもいいですし、順番に読むでも構いません。痛みが出たときすぐ読み返せるよう、ぜひ手近なところに置いておいてください。

第2章

顎《あご》・首・肩

1 顎

●現代病ともいえる顎の痛み

■多くの人が顎に痛みを抱えている

顎に痛みや違和感を抱いている方は多くいらっしゃいます。そしてその大部分が、どこで処置を受ければいいのか、適切な治療を受けられる場所探しで悩んでいるようです。私のところにも顎の痛みを抱えて駆け込んでくる患者さんが後を絶ちません。

顎に痛みを感じると、まず多くの方が訪れるのが歯科医です。顎関節症と診断され、マウスピースを処方されるのがオーソドックスな治療法です。

もちろんこれだけでも治る可能性はありますが、たいていの場合は根本的な治療に至ったことになりません。

痛みを生み出す根源を絶たなければ、顎の痛みから解放されない生活になってしまうかもしれないのです。

顎の代表的な痛み

「顎関節症」

顎を動かすとガクガクと音を立てます。硬いものを食べるときに痛みを感じることがあります。

「帯状疱疹」

疲労が蓄積されると発疹することがあります。

■原因は顎の弱化と社会の変化

そもそもなぜ顎に痛みや違和感が発生するのか。

原因は大きく2つ。人体の進化で顎の性能が弱まっていることと、普段の生活でのストレスによるものです。

人類の顎はかつてとても強固でした。木の実を割って食べたり、筋張った野生の肉を噛み切るためには、頑丈な顎が不可欠だったのです。それが時代の進歩とともに、柔らかい食べものが増えたおかげで、顎は必ずしも強固である必要がなくなりました。

みっちり鍛えられることのなくなった顎は、世代を継ぐにつれて性能を段々と弱めていったのです。

食生活は硬いものが減りましたが、その一方で社会はストレスを抱えやすくなりました。

無意識に食いしばる時間が増えていったのです。この食いしばりが、性能の弱まった顎を痛めつけています。

体を使う仕事も頭を働かせる仕事も歯を食いしばることは多いですが、特に座り仕事の人は要注意。

一見穏やかで負担の少ないように見える座り仕事ですが、本人も気づかないうちにぎっちりと歯を食いしばっていることがあります。これが顎の痛みへとつながっていくのです。

■顎の違和感は不調のサイン

顎関節症を代表とする顎の痛みは、現代病の一種といっても過言ではないでしょう。

顎はストレスが出やすい場所です。

顎に違和感を覚えたら、それは体がストレスを溜め過ぎていることを告げるサインかもしれません。

違和感程度と思わず、自分の体を気遣うようにしましょう。放っておくと、たいへんな事態にまで変調を来すかもしれません。

私の治療院にいらっしゃった患者さんの中には、口が全く開かない状態の方もいました。

この方もやはり座り仕事をメインとしていて、作業中気づかないうちに食いしばりをし続け、顎まわりに負担をかけていたようです。

こうなってしまう前にケアを徹底してあげるようにしましょう。

■痛みの源は側頭部にあり！

では具体的にどこの部位が顎の痛みを発生させているのでしょうか。

側頭部に広がる側頭筋

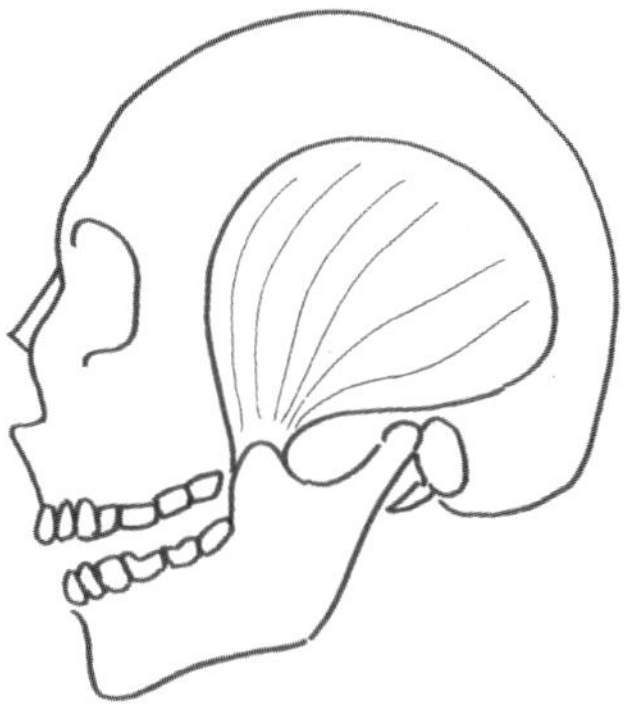

顎のすぐそばの筋肉や顎関節が悪くなっているのですが、その引き金になっているのは別の場所。耳のすぐ上、頭部の真横に広がる「側頭筋」が凝っているために、顎を傷めやすいのです。

この側頭筋は食べものを噛む上でとても大切な筋肉。いわば咀嚼の舵取りを担っています。ここが凝ってしまうと、連動して顎まわりの筋肉や関節にも悪影響を及ぼしてしまうのです。

私は以前、左側頭部に思いきりドアをぶつけてしまいました。

目の前に火花が散るほどの痛みをともなったあと、ちょうど側頭筋の上に大きなタンコブができてしまったのですが、これが顎に甚大な影響を与えることに。

左顎の噛み合わせが悪くなり、思うように顎の開閉が利かなくなってしまったのです。ご飯を噛むこともままならなくなってしまいました。

側頭筋の動きが悪くなることでこれほど生活に支障をきたすものとは。改めて感じ入ったものです。

■側頭筋に労《いたわ》りを

考え事をたくさんする人、頭を使う作業をしている人、精神的な負担を生活で感じている人は、側頭筋を酷使している可能性があります。

ストレスが蓄積されると、側頭筋が凝り固まり、顎に多大な悪影響を及ぼし、顎関節症などを引き起こしてしまいます。

私も頭をフル回転させて仕事をすることが多いせいか、側頭部から白髪になってしまいます。こういう人は特に側頭部を労ってあげましょう。

側頭筋を定期的にマッサージしてあげることが何より効果的。おすすめの方法をこれから紹介します。

●顎に効くセルフケア

■「アイーン」で顎ほぐし

①下顎《したあご》を前に突き出します。

②突き出したまま右へと下顎を移動させます。
③突き出したまま前へと戻し、今度は左へ。

タレントの志村けんさんがよくやる芸に似ていることから「アイーン」と私は呼んでいます。手が空いたときに気分転換がてらやってみてください。顎の緊張がほぐれ疲れが出にくくなります。頭もスッキリするのでおすすめです。5～10回を目安に繰り返しましょう

■側頭筋もみほぐし

①手を軽く握り、指の背側で側頭部をおさえます。
②圧をかけつつ上下に動かしましょう。何回か場所を変えて、側頭筋全体をほぐします。

ストレスの蓄積で凝り固まった側頭筋をやわらかくするセルフケアです。こちらも頭がスッキリするケアです。

■エラ前の筋肉ほぐし

①手を軽く握り、エラの前部分の筋肉が張っている部分をほぐします。

↓下顎を前へ。「アイーン」をするイメージです。(「アイーン」で顎ほぐし①)

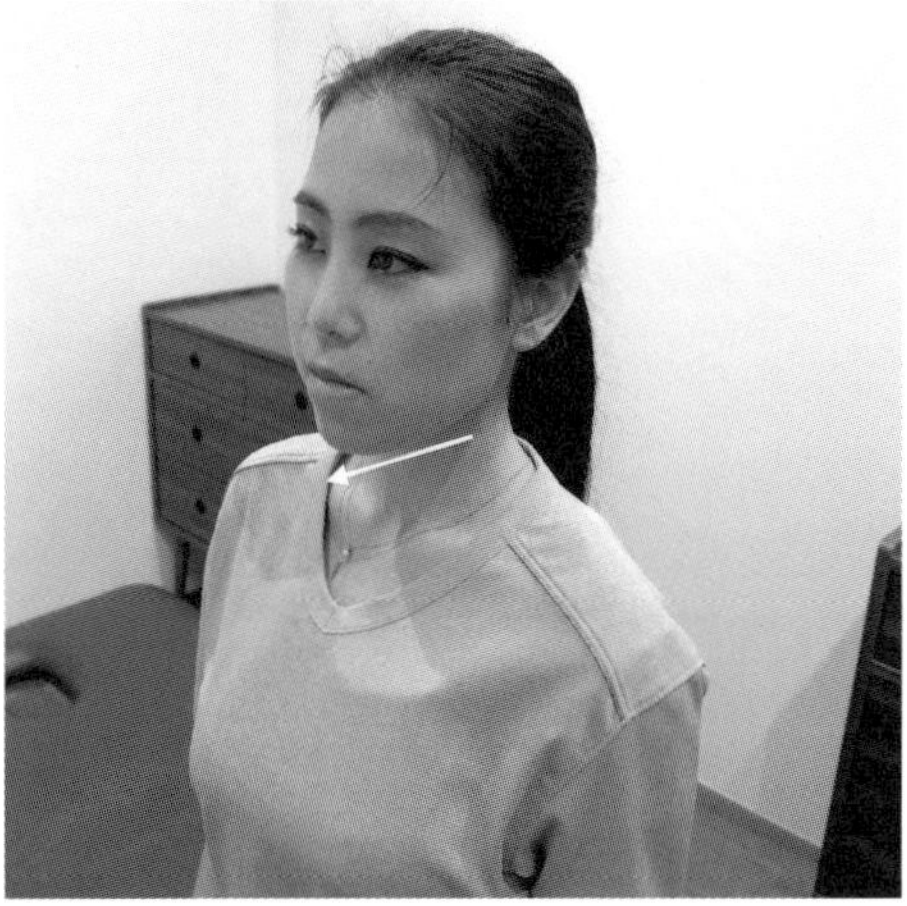

↓突き出したまま右へと下顎を移動させます。(「アイーン」で顎ほぐし②)

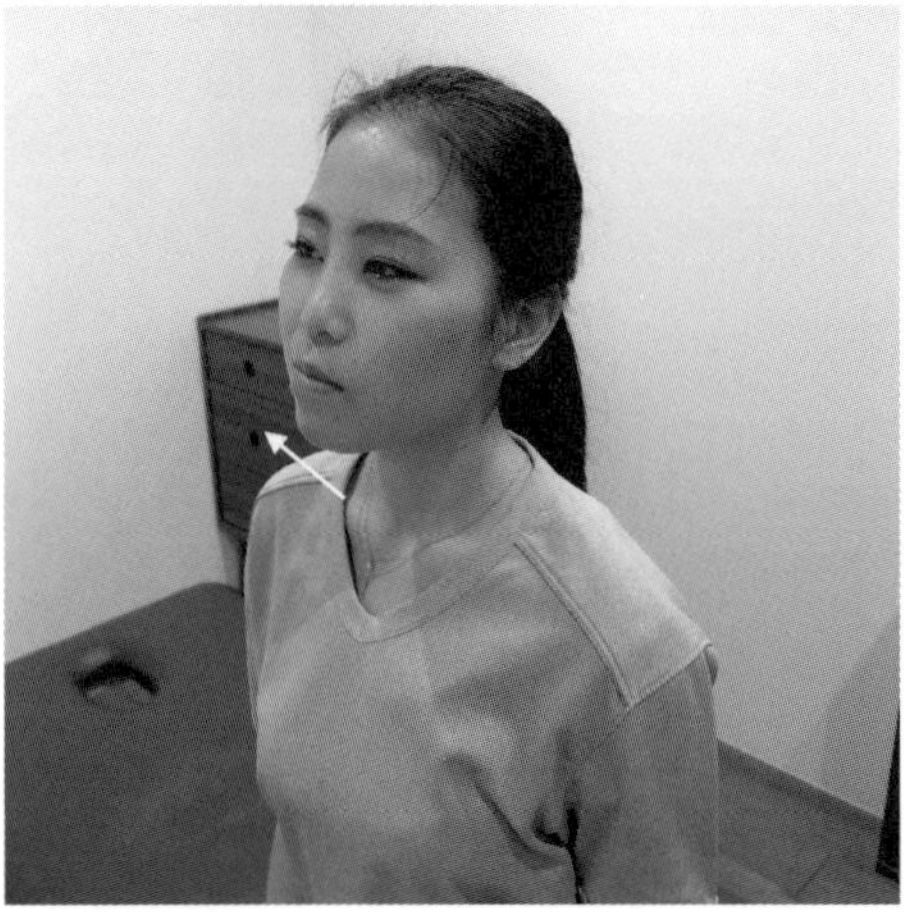

↓突き出したまま前へと戻し、今度は左へ。（「アイーン」で顎ほぐし③）

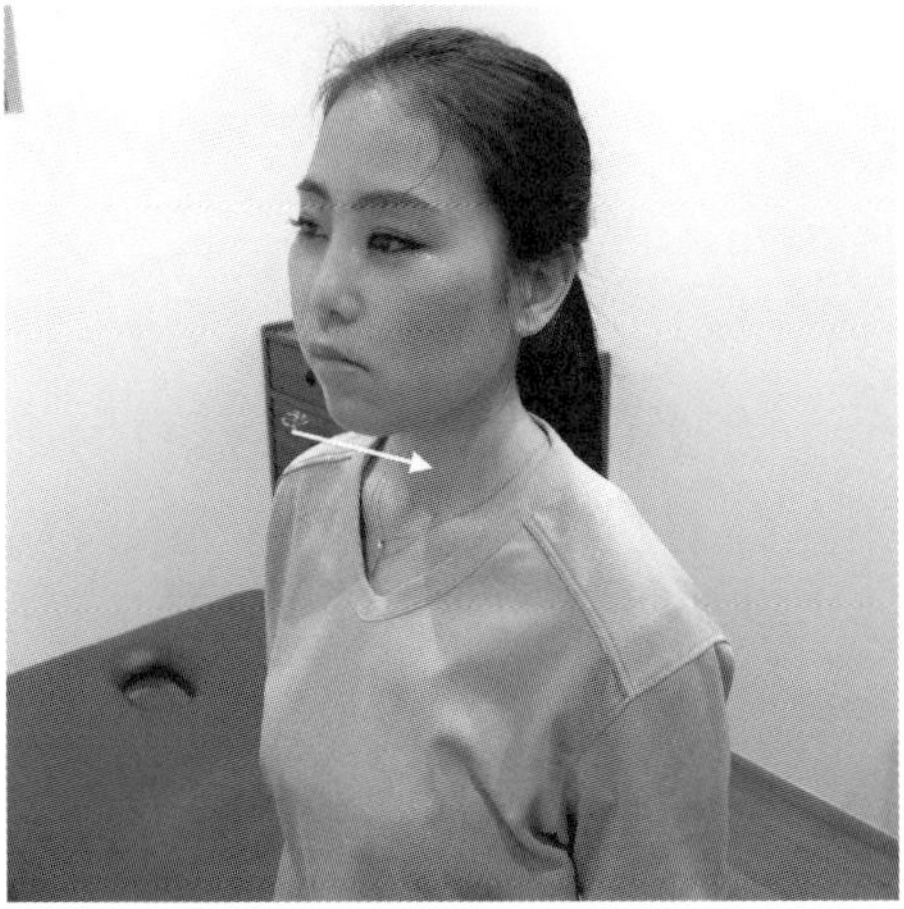

↓手を軽く握って、ちょうどいい力加減で押しましょう（側頭筋もみほぐし①）

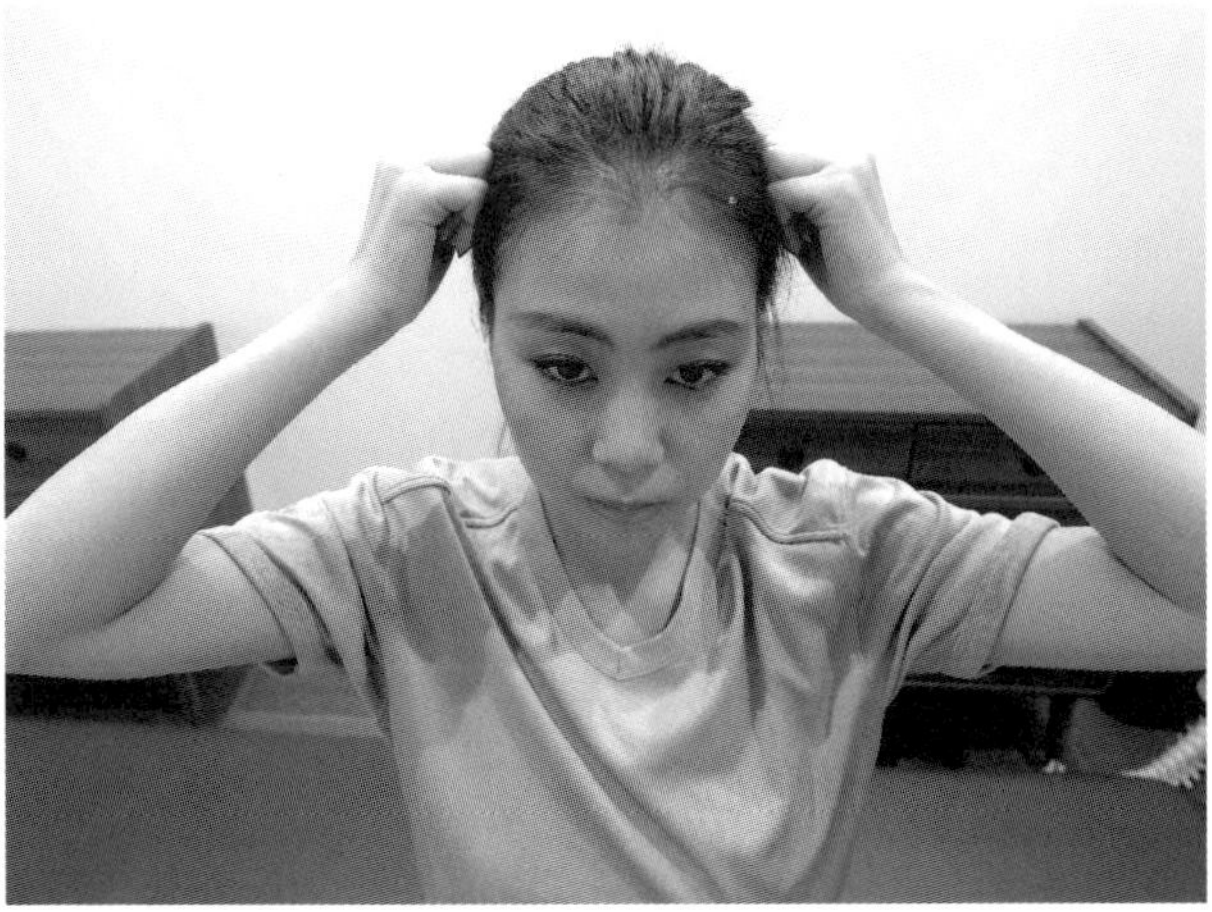

↓側頭筋は広いので場所を変えつつほぐします。（側頭筋もみほぐし②）

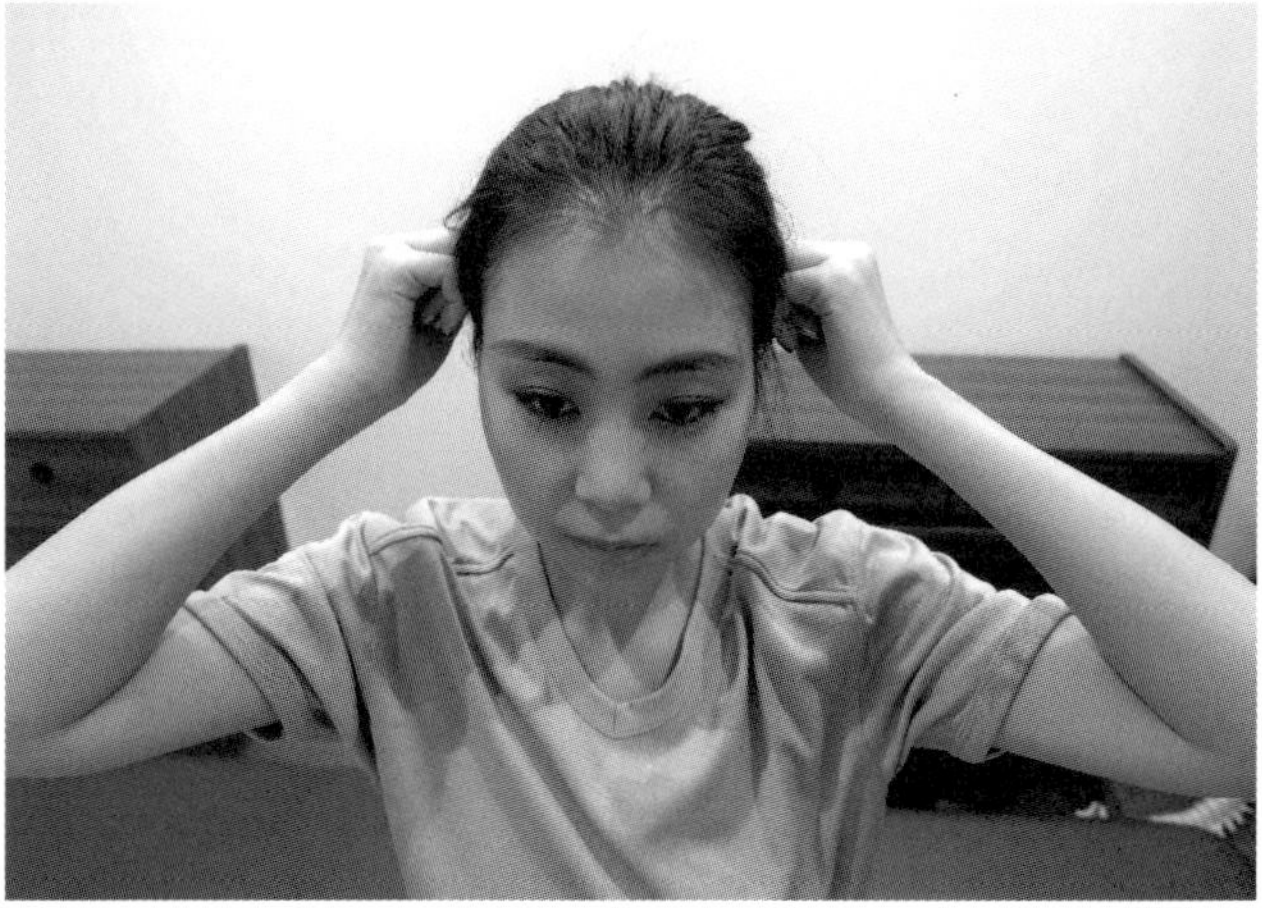

↓食いしばりをなくすためのケアです。顎の力を抜いてほぐしてください。（エラの前の筋肉ほぐし）

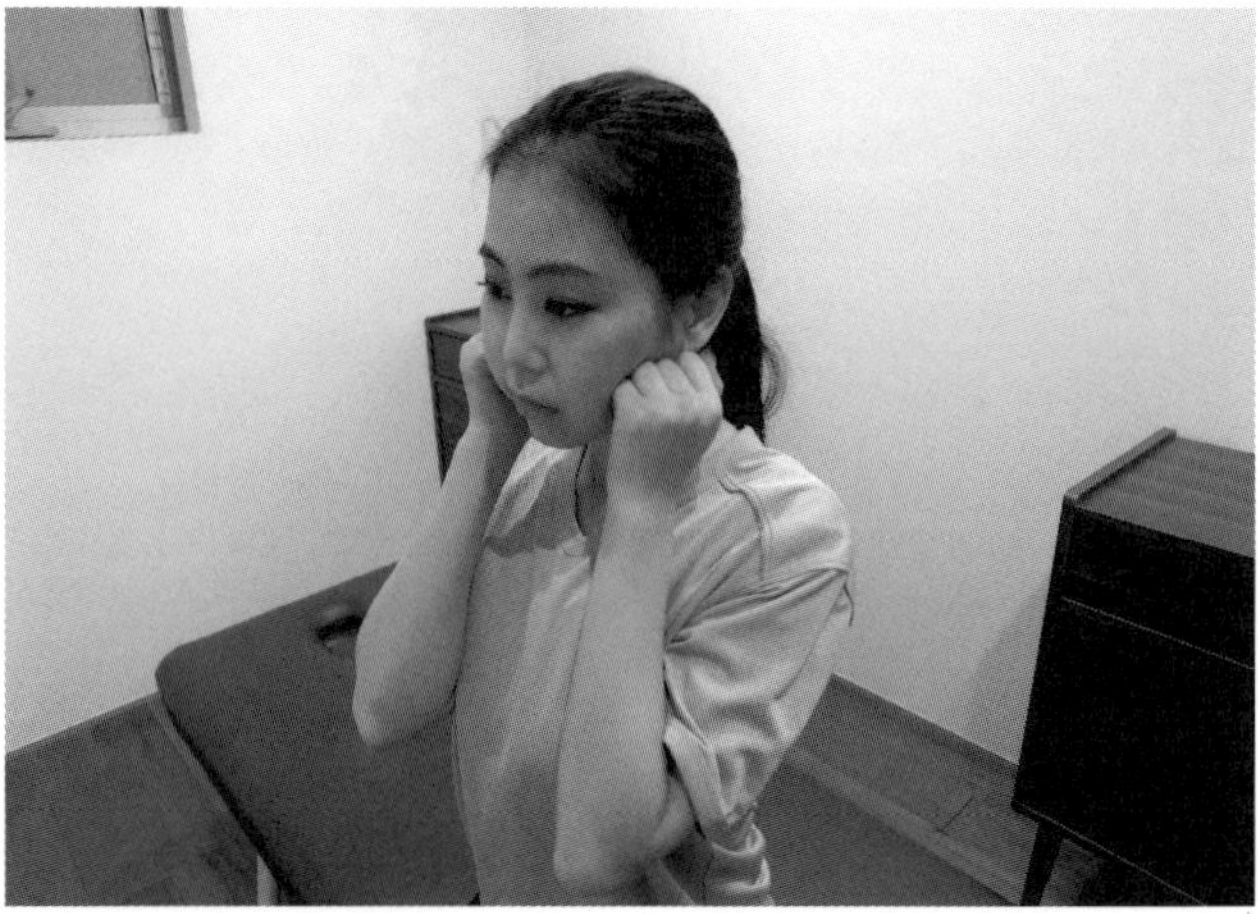

食いしばりによって張った奥歯周辺の筋肉をやわらげます。強くやり過ぎると筋肉を痛めたり顎の関節に負担がかかるので軽くほぐす程度にとどめてください。

●習慣見直しで顎の負担を軽くする

■顎は適度にほぐす

一番よいのは、痛みが出る前に顎に溜まった疲れを取ってあげることです。

顎に少しでも違和感を覚えたり、開閉が窮屈に感じられたり、ガクガクする感触があったら、顎周辺を指で適度にほぐしてあげましょう。

大事な側頭筋から、顎下のラインにかけてを指先で軽く揉みます。これだけでだいぶ違ってくるはずです。

作業に集中しているときは無意識に力んで口をぐっと閉じてしまい顎に負担をかけてしまいます。仕事はたいへんなエネルギーを使うものなので、これを防ぐことは難しいでしょう。

そこでふと集中が切れて脳が休憩モードに入ったとき、顎に入っている力も抜いてあげましょう。これを意識するだけでも顎への負担はだいぶ軽減されます。

普段の顎の位置は、下顎が少し「浮く」くらいがベスト。上の歯と下の歯が離れるのがちょうどいいとされています。

このような習慣見直しにおすすめなのが「付箋《ふせん》」です。「顎の力を抜く」「上顎《うわあご》と下顎《したあご》を開く」などと書いた付箋やメモを視界に入る場所に貼っておきます。これだけで事あるごとに顎を意識し、負担をやわらげることができます。付箋作戦で、常に注意喚起できる環境をつくりましょう。

■頬杖や片噛みなどの癖を止めよう

ほかにも顎へ過度な負担をかけている癖を直していきましょう。まず何としても改善したいのが頬杖。ほんの数秒ならよいのですが、長い時間やってしまうと顎への影響は甚大。痛みの大きな要因となってしまいます。

ついついやってしまう人は止めるように生活を見直しましょう。頬杖を突いている自分に気づいたらすぐに正します。これを繰り返していけばいずれ無意識に頬杖を突くことはなくなるはずです。

同様に気をつけたい習慣が片噛み。片方の歯だけで食べものを噛んでしまうことですね。これは絶対に止めましょう。

片噛みをすると片方の筋肉にだけ負担がかかります。この左右の筋肉における緊張差が、顎のバランスを崩し、噛み合わせが悪くなり、痛みや顎関節症を誘導してしまいます。

普段意識することはないと思うので、自分がやっているかどうかもわからないかもしれませんが、意外と片噛みしている人は多いようです。

スマホをしながら、テレビを観ながら、といった「ながら食い」が定常化している昨今、姿勢が傾むき片噛みしている人が増えているというのが患者さんを診てきて感じるところです。

頬の内側を噛んで痛い思いをしたら、片噛みしている可能性大です。

「あ、片噛みしてるな」と意識し、噛むことに集中しバランスを気にするだけで、片噛みの習慣は少しずつ修正されていきますし、顎への影響はだいぶ違っていきます。

■顎の開閉で楽な姿勢を探る

これは顎だけに限った話ではないですが、悪い姿勢でいることが痛みを生み出していることもあります。

特に座り仕事の場合、悪い姿勢で長時間いると、顎をかなり痛めつけてしまっていることでしょう。

基本は、常に顎を引くことを意識します。

といってもなかなか身につかないと思います。

そこでコツとして、顎を思いきり引いたり、少し突き出してみたり、いろいろな姿勢で顎を開閉してみましょう。

開閉しにくいところ、しやすいところ、姿勢によって感じるものがあると思います。

自分にとって最も顎が開け閉めできるところがベストな姿勢です。その姿勢をキープできるようにしてください。

■噛み合わせ改善トレーニング

噛み合わせが悪いと、口の中を頻繁に噛んでしまったり、肩こりや頭痛などを誘発してしまいます。そういった方は次のトレーニングをこまめに実践し、噛み合わせを改善していきましょう。

①大きく口を開け、息を吸い、吐きながら閉じていきます。
②息を吸いながら顎を右にスライドし、吐きながら戻します。左も同じようにやりましょう。
③5セットほど繰り返すことで顎の緊張がほぐれ、噛み合わせ改善につながります。

2 首

●首は取り扱い注意

■頭を支える超重要拠点

頭の重さを支えている首。脳から身体へと走る神経や血管を束ね、保護している場所でもありま

首の代表的な痛み

「頸椎捻挫（むち打ち症）」

　事故で不意に追突され、靭帯や筋肉を伸ばされることによる痛み。神経を痛めてしまうこともあります。

「変形性頸椎症」

　頸椎が変形して痛みや痺れが出てきます。

「頸椎椎間板ヘルニア」

　椎間板にあるゼリー状の髄核が出て神経・脊髄を圧迫し、痛みや痺れが発生します。

「胸郭出口症候群」

　筋肉の凝りによって胸郭出口付近が狭まり、神経や動脈静脈を締め付けてしまいます。痛み痺れ冷感といった症状が出ます。

「更年期障害」

　女性ホルモンの減少により自律神経のバランスが崩れ、首周りの血流が低下し筋肉が硬くなります。

「高血圧症」

　血圧が高いと心臓に負担がかかり、心臓が大きくなったり弁の働きが弱くなります。全身の血流が低下、首周辺の筋肉が硬くなり凝りや痛みを生じます。

「自律神経の乱れ」

　交感神経が過緊張になると、血管を収縮させて筋肉の緊張を起こします。

す。その存在意義の大きさは誰もが知るところ。

首は非常にデリケートであることから、ストレッチやマッサージも慎重に行うべきです。

首に痛みを抱えている人は、それが凝りによるものであるのか、もしくはむち打ちなどの怪我に起因しているのか、きちんと原因を探ってから適切な処置を行うことが大切です。

いくつかセルフケアを紹介していきますが、特に首はやりすぎ厳禁としましょう。かえって痛みを増幅させてしまったらそれは疲れや凝りではなく怪我かもしれません。直ちに止め、お医者さんか、信頼できる治療院での適切な治療を受けるようにしてください。

■パソコン・スマホは首の敵

ＩＴ化が進むにつれて、仕事や自宅でパソコン・スマホを使う時間が増えています。

じっと同じ姿勢のまま、パソコンやスマホの画面を見て、指をてきぱきと動かす。見た目は静かでも、体は大きなダメージを受けているものです。目や脳の疲れ、首や肩の凝り、指先の緊張など、あげればきりがないでしょう。

特に首の疲れは、パソコン・スマホを日常的に使用する人の大きな悩みの種となっています。

首はデリケートゆえにケアが難しく、一度痛み出すと、短時間の休憩では元の状態に戻すことはできません。より親身なケアが必要です。

私がこれまで診てきた患者さんの中には、痛みで全く首が動かせず、姿勢を変えることさえままならない方がいらっしゃいました。呼吸さえ痛いのだそうです。重症でした。

長時間同じ姿勢でハードワークをこなしていたことが痛みの原因です。さらに就寝時、首の痛みをかばうようにして変な姿勢になっていたことが、より全身に甚大なダメージを与えていたのです。

慎重に筋肉の緊張を寛解し、歪んだ首を整えて最後に鍼を処し、なんとか首を動かせるまでに回復しました。

このように、痛みを放置したままでいると、専門家の手を借りないとどうにもならない状況にまで追い込まれてしまいます。

そうなる前に日ごろのケアは怠らないようにしましょう。ちょっとしたセルフケアで、首の負担を軽減させることができます。

●首に効くセルフケア

■首筋ほぐし

①顔を少し右に向かせます。首だけ動かして、背中や肩は動かさないでください。鎖骨の上から耳下にかけて、ピーンと浮き出る筋肉があります。鎖骨の上にあたる根っこ部分に左手親指を当てましょう。
②筋肉の形状に沿って移動しながらほぐします。張っていると感じる箇所は重点的に。

↓少し右を向き、浮き上がった筋肉を親指で指圧。（首筋ほぐし①）

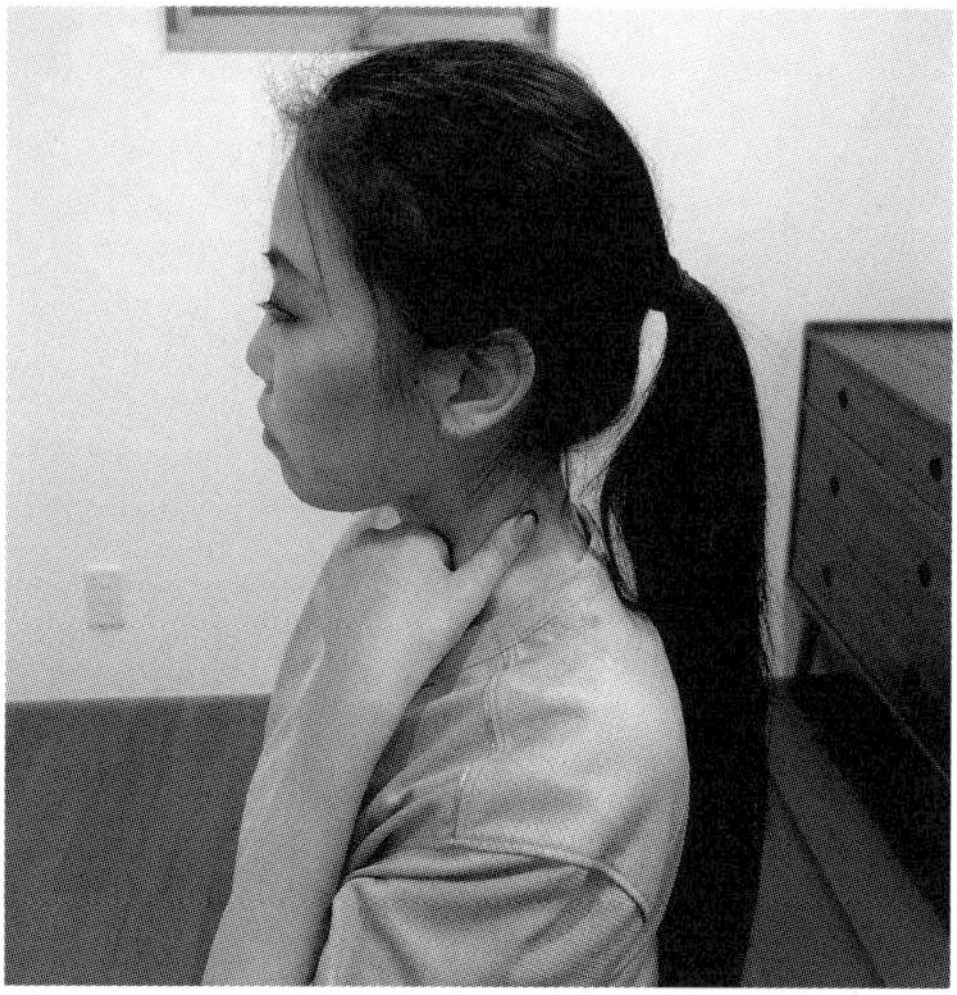

③耳の下（エラの裏辺り）まで来たら、頭を傾けてグッと押してみるのもおすすめ。押し過ぎには気をつけましょう。

この筋肉は胸鎖乳突筋といい、首の働きをコントロールする重要な役割を持っています。ここをほぐすことで首の疲れを軽減させることができます。

やりすぎて筋肉を傷めないようくれぐれも注意しましょう。

また、この筋肉の上部と下部の2点をドライヤーで温める方法も効果的です。やけどしない程度の距離を保ち、心地よい温かさで5秒くらいずつ当てましょう。入浴前が特にお

↓首根っこからスタートし、上へと移動させていきます。（首筋ほぐし②）

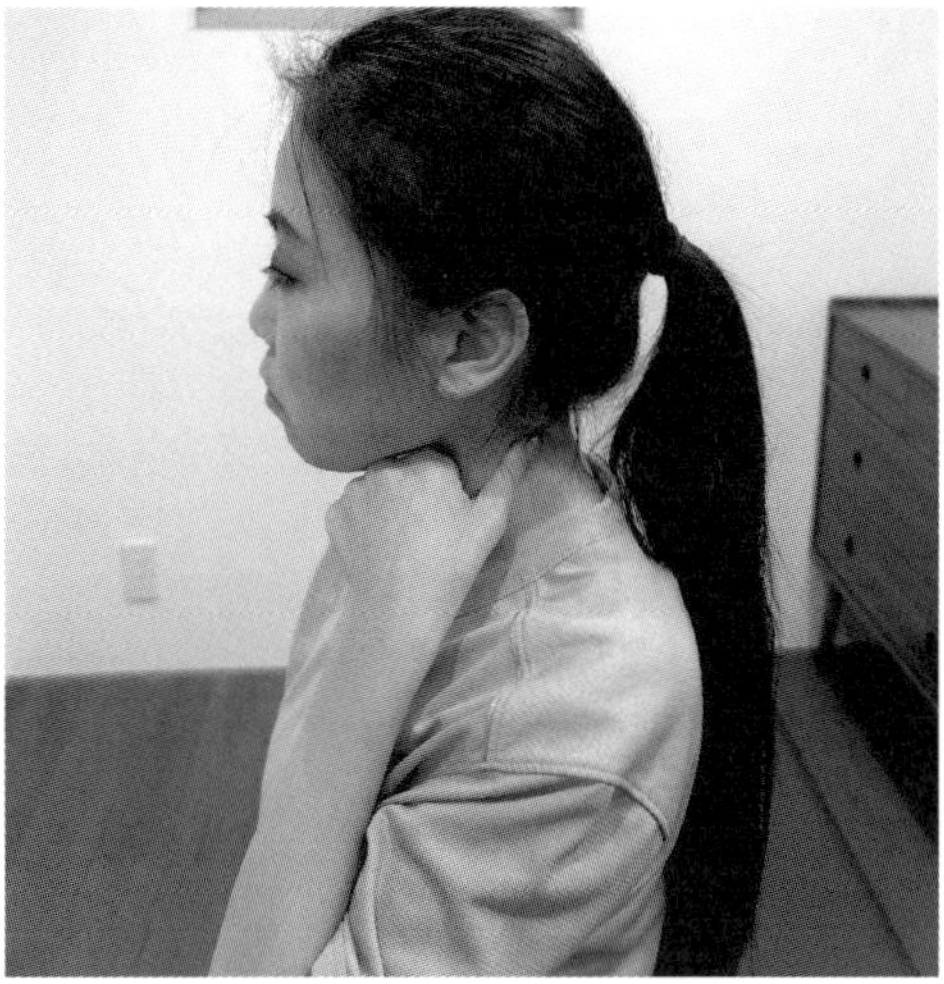

↓耳の下あたりで頭を寄りかからせグッと押し込むとより効きます。（首筋ほぐし③）

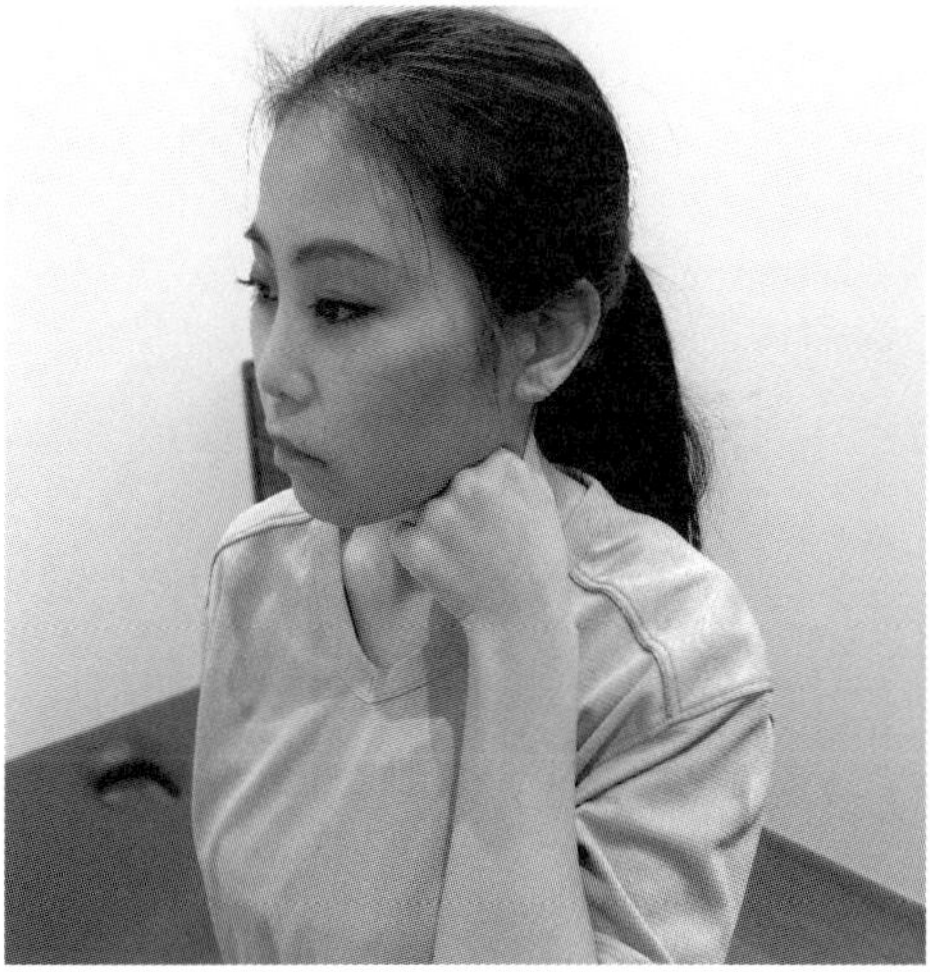

↓無理のないところで止めて伸ばしましょう。（上下左右のストレッチ①）

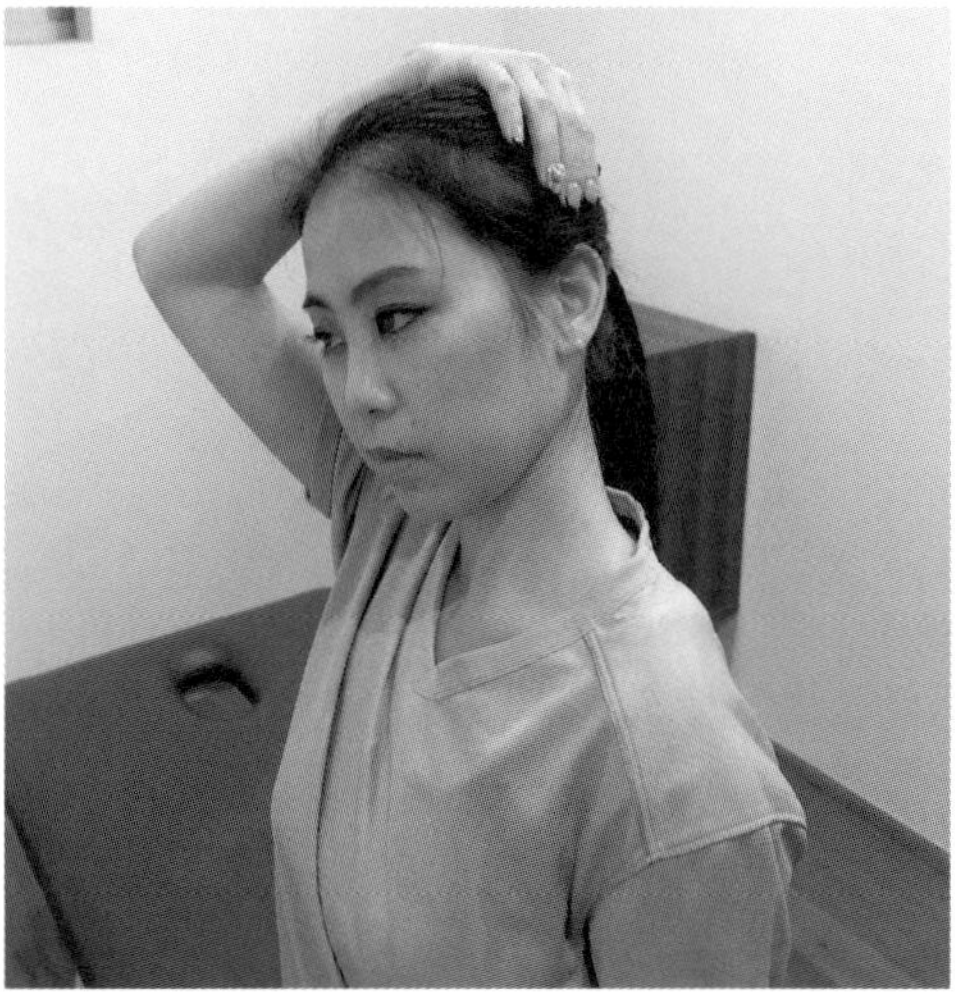

すすめです。

■上下左右のストレッチ

①頭部を手で引くかたちで首を右へ。「筋肉がいい感じで伸びて気持ちいい」くらいのところで止めましょう。

②左も同じように行います。

③頭の後ろで手を組み、今度は前へ首を倒します。

④顎を指先で押し上げ首を後ろへ反らします。

オーソドックスな首の柔軟。手を添えることがポイントで、気持ちのいいところで首を無理なく伸ばすことができます。

↓左も同様に。（上下左右のストレッチ②）

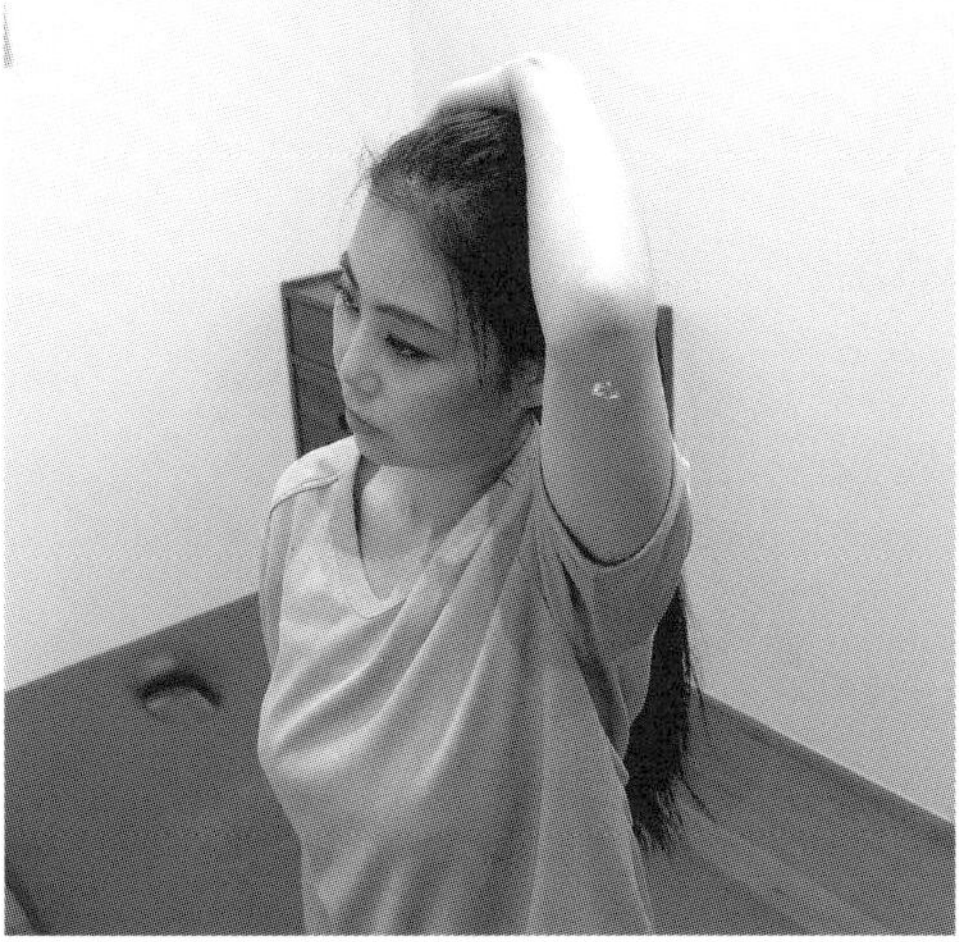

↓肩の力を抜きリラックスした状態で前へ倒します。（上下左右のストレッチ③）

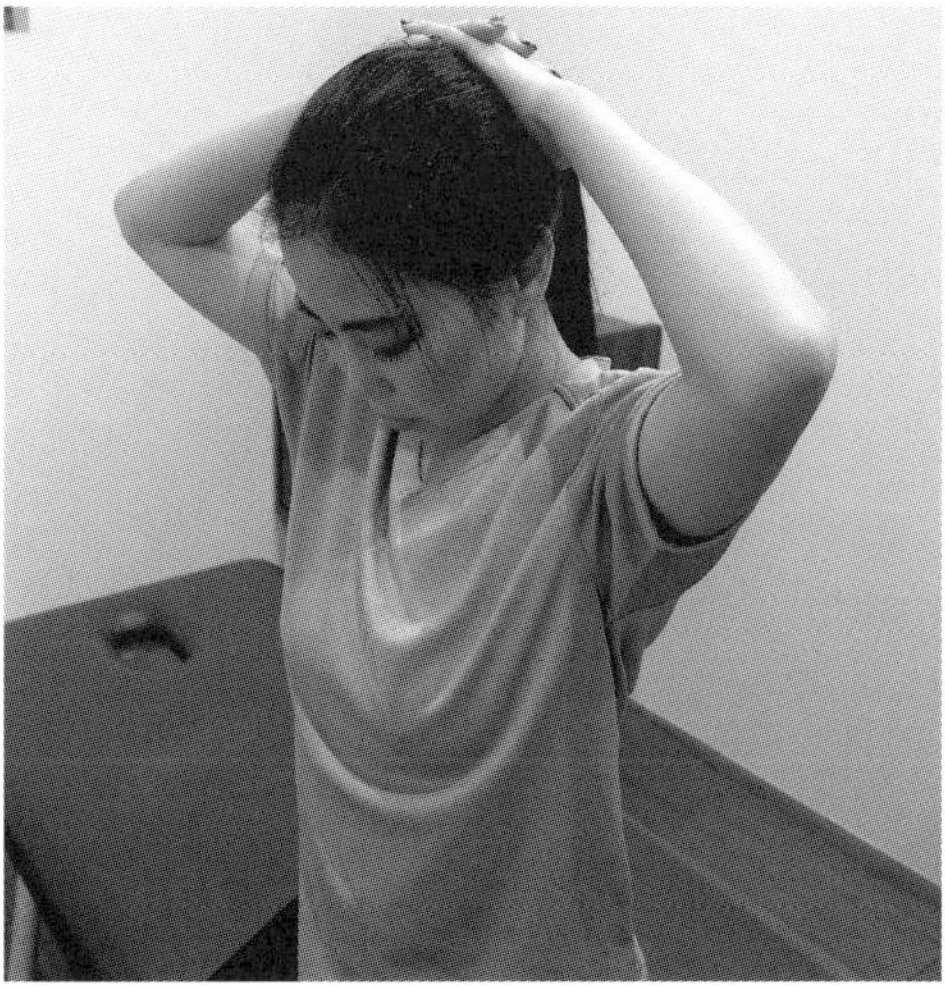

↓上向きも手の力を借りて伸ばしましょう。（上下左右のストレッチ④）

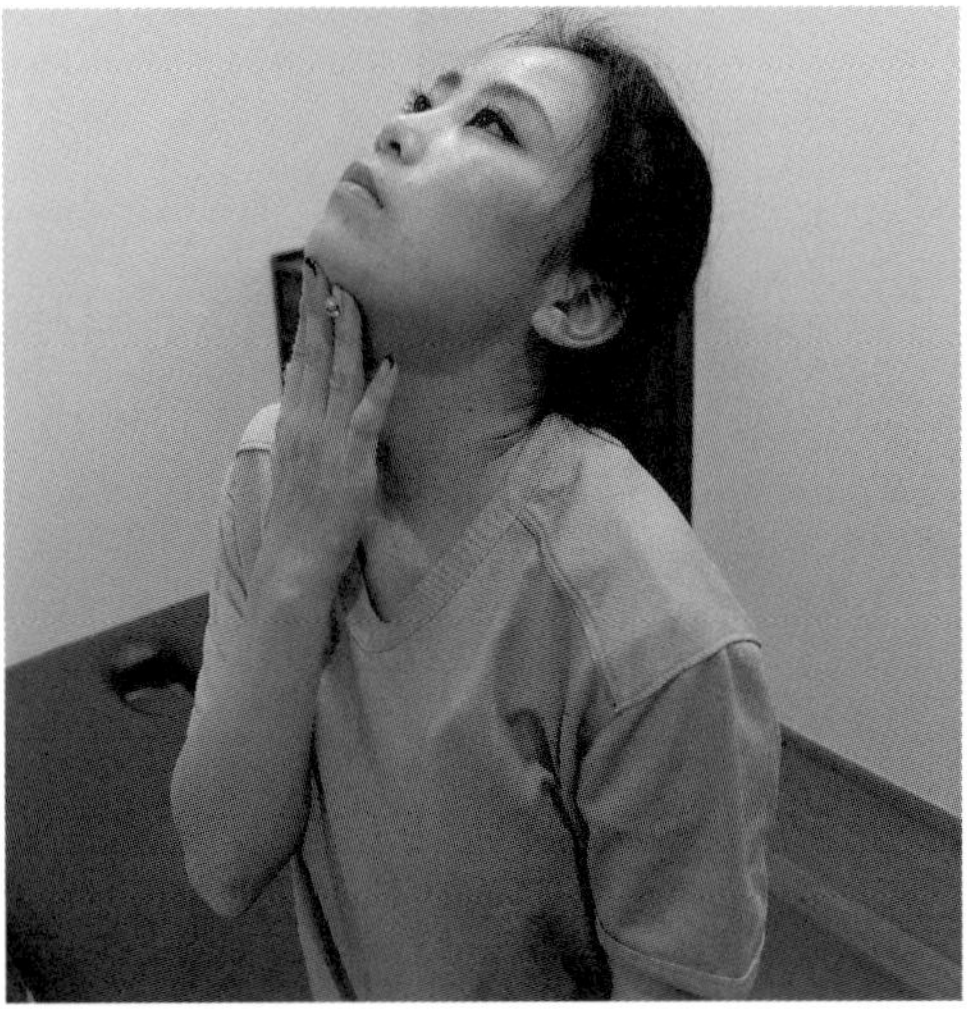

■全方向ストレッチ

①真っすぐの状態で左右を向きます。

②左を向きましょう。右も同様に。

③左横に倒した状態で左右を向きます。右横も同様に左右を向きます。

④同じやり方で、前、斜め前、後ろ、斜め後ろでそれぞれ、左右方向へと首を向けましょう。

あらゆる方向へ首を傾けて筋肉の緊張をほぐします。時間があるときにぜひじっくりやってみてください。息を止めず、呼吸しながら、急がず落ちついてやるのがポイントです。

こちらも無理のない範囲で、首を痛めないよう行いましょう。全体的な首の疲れの解消によって、負担がだいぶ軽減されるでしょう。

↓まずは真っすぐの状態。（全方向ストレッチ①）

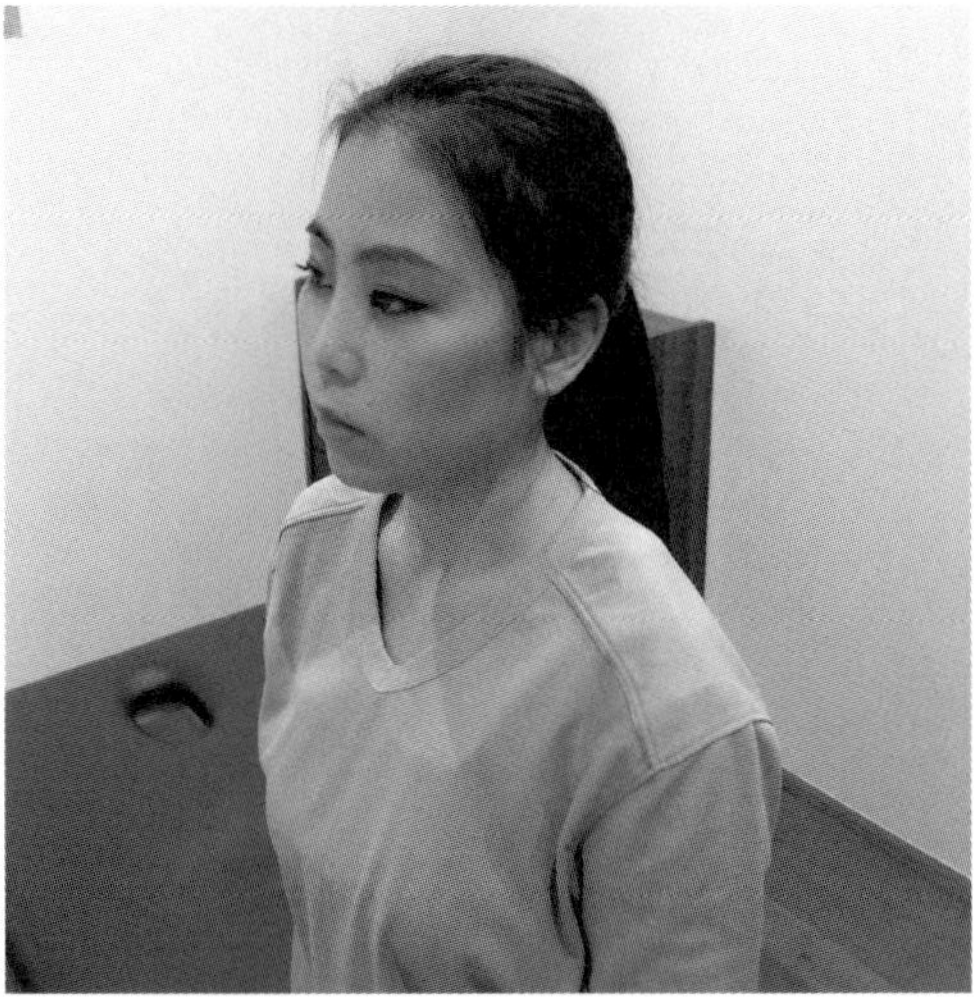

↓左を向きます。右も同じように。（全方向ストレッチ②）

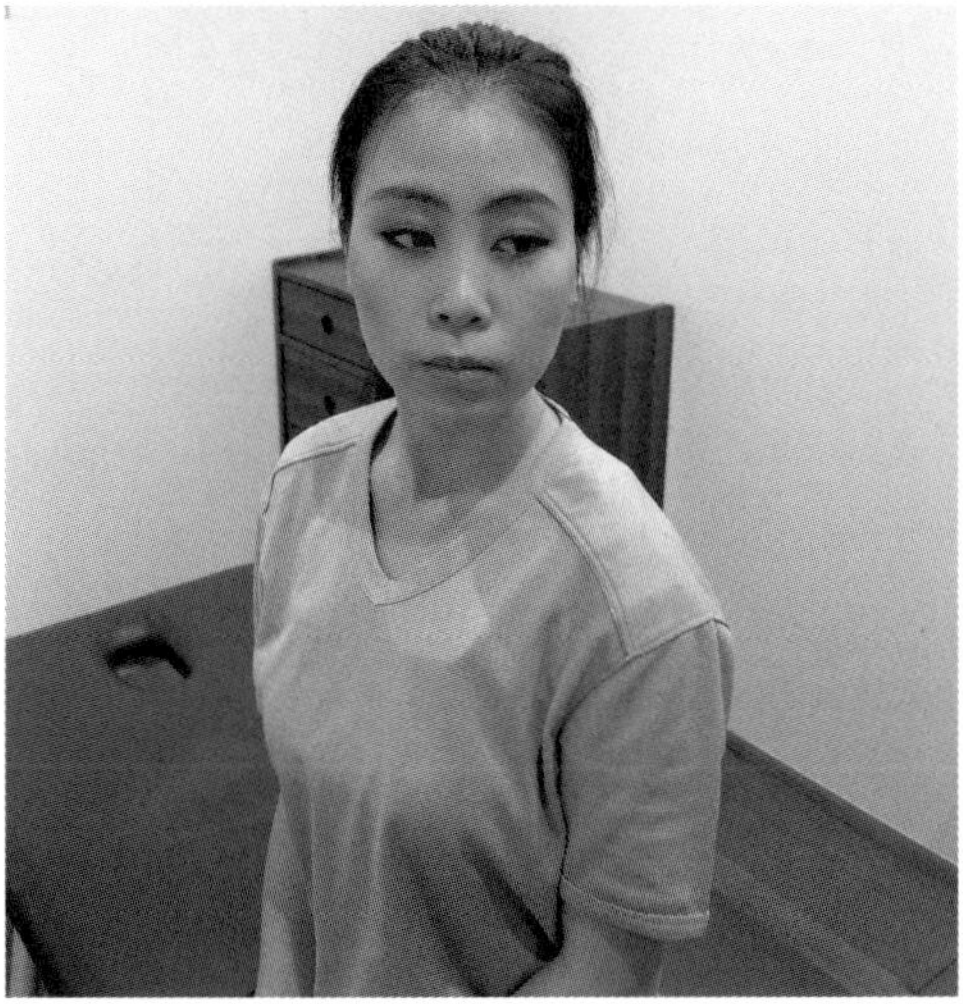

↓左横に倒して左右を向きましょう。同じように右横も左右行います。（全方向ストレッチ③）

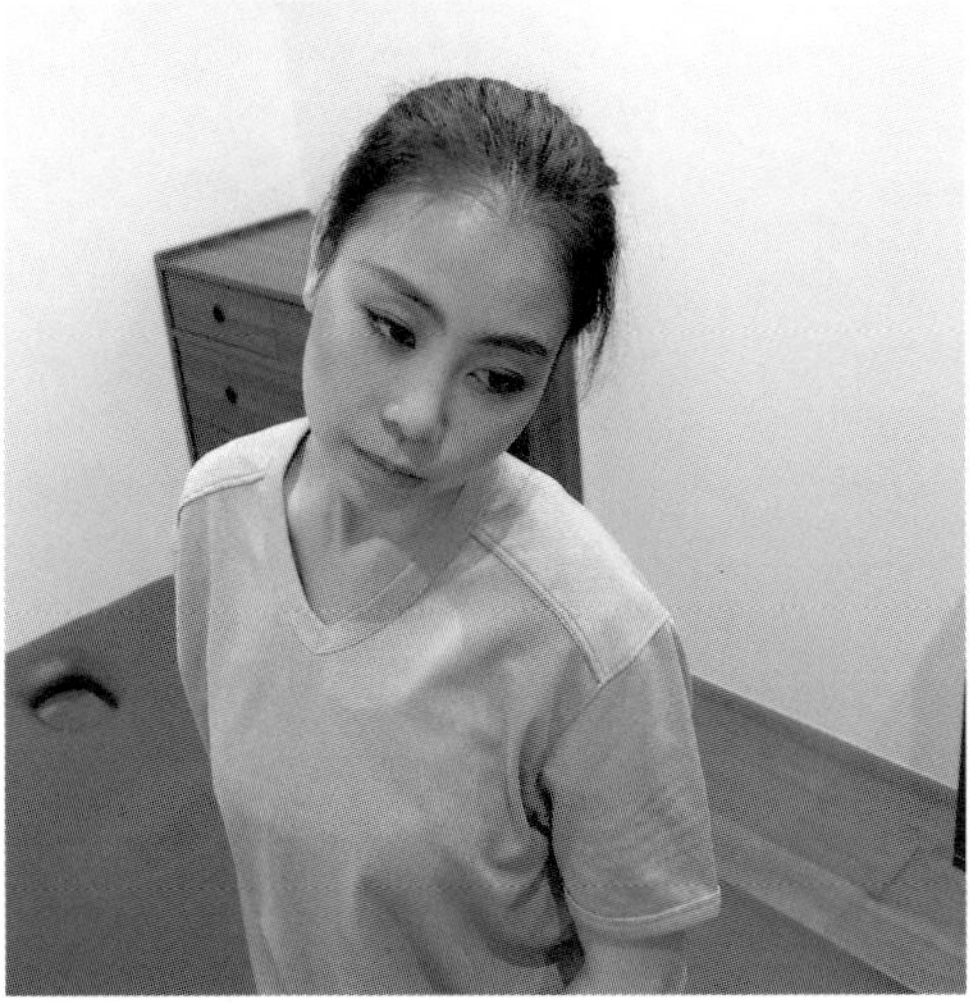

↓こちらは右斜め後ろに傾け左を向いた状態。同じ要領で、前や斜め前なども行います。とにかく全方向で左右を向きましょう。（全方向ストレッチ④）

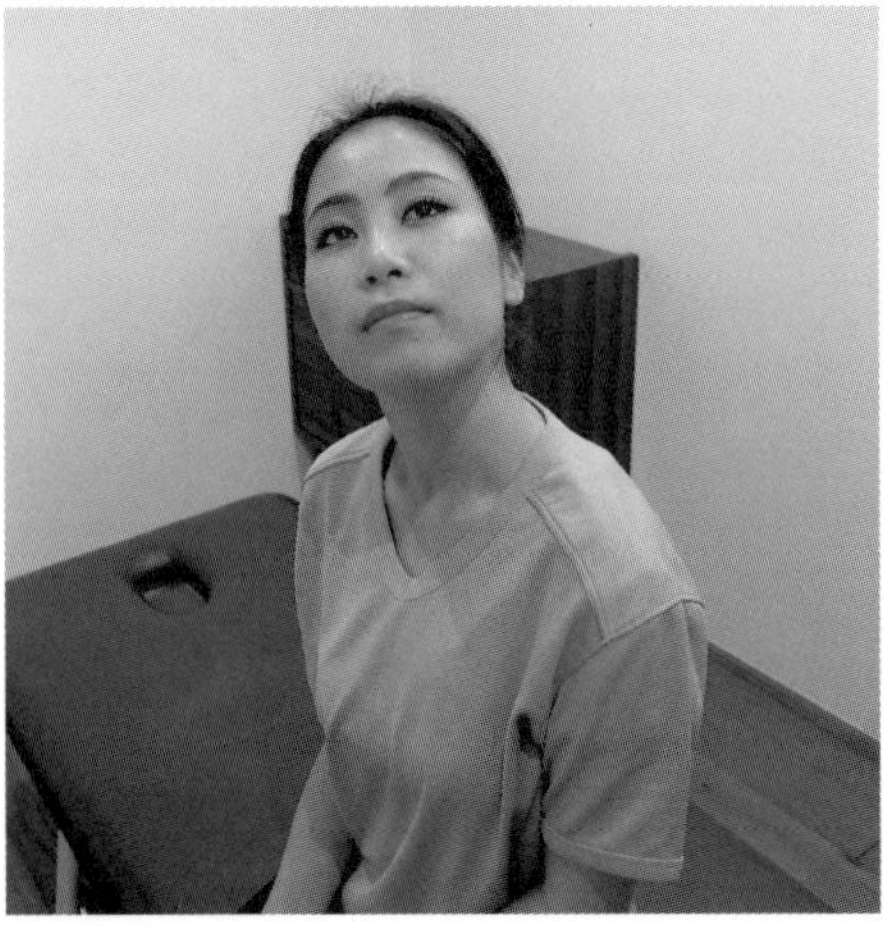

万能ツボの合谷

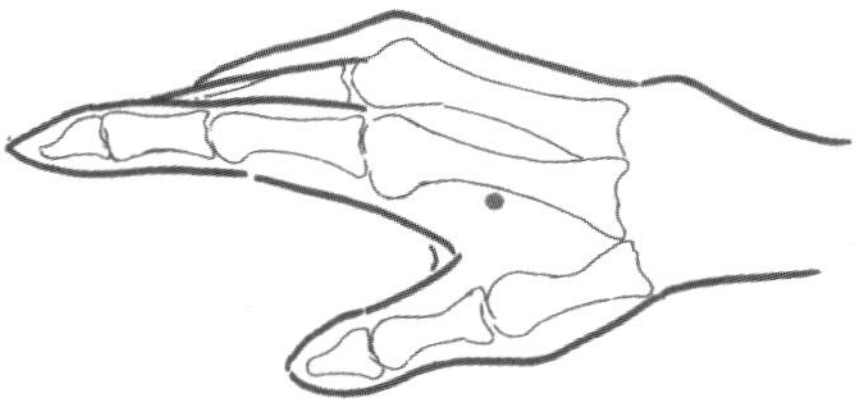

■万能ツボで首凝りをほぐす

最後に紹介したい首へのケアが、手のツボ押しです。

手の甲側、親指と人差し指の骨が合流する部分。若干人差し指寄りのところにある「合谷（ごうこく）」と呼ばれるツボが首の凝りに効きます。

気持ちがいいくらいのところまで押し、適度にもみほぐしましょう。

気軽に押せるのでセルフケアに最適。テレビを見ながら、食後の一息、待ち時間など、気が向いたときにプッシュです。

ちなみにこのツボは万能ツボで、目の疲れや花粉症、緊張を解くときなどにも効くといわれています。不調を感じたら合谷を押してみるといいでしょう。「面目の病には合谷」ともいわれ、肌荒れや吹き出物など、お顔のトラブルにもよいといわれます。

正しい首のカーブ

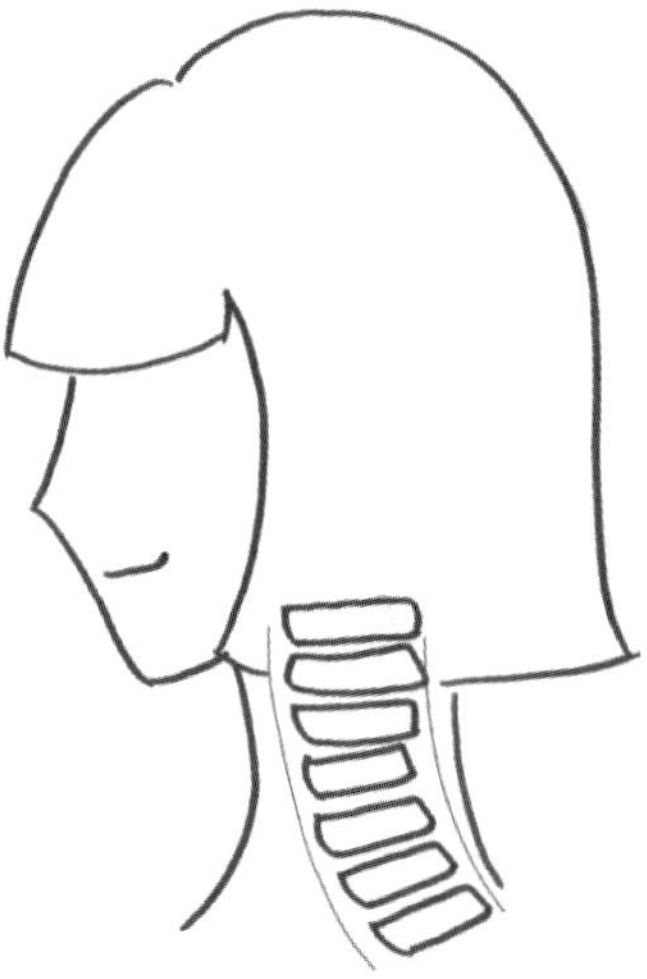

●ストレートネックの方へ

■「まっすぐ」に「歪んだ」首

パソコン・スマホを長時間使用する現代人に多いのがストレートネック。

本来はカーブしているはずの首が、その名の通りまっすぐに、歪んでしまっている状態です。

ストレートネックの症状を厳密に書いておくと、頸椎という首の骨の生理的前湾の角度が30度以下の状態です。本来であれば30度～40度の間でなければいけません。

首が前に突き出していて、いつも元気がなさそうなうつむき加減に見られてしまいます。

首や肩の痛みを招くだけでなく、見た目的にもパッとしないので、ストレートネックの傾向が見られたら改善に向けてケアしましょう。

ストレートネック

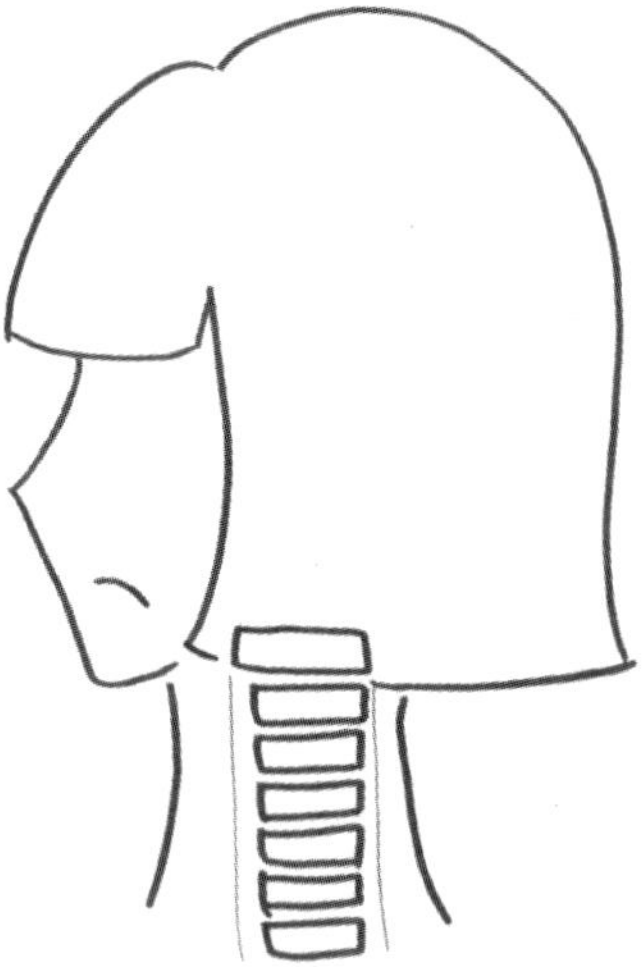

■ストレートネック改善ストレッチ

私のところにもよく「ストレートネックと診断されたのだが、治るの？」とたずねてくる方がいらっしゃいます。

結論からいえば、ストレッチやケアを続ければ治ります。

しかし、これまでパソコン・スマホで首を酷使してきた分、完治には時間と根気が必要です。また治った後も油断せず、適度にケアすることが大切です。

ストレッチの方法ですが、顎を引いた状態で上を向いていきましょう。

ストレートネックの症状が酷い方ほど辛いです。できる範囲で構わないので、焦らず徐々に首上げ運動をやっていってください。

●枕を見直そう

■自分にしっくりくる高さを

きちんと休みをとっているのになかなか首の痛みが引かない方は、就寝時を疑いましょう。起きているときだけでなく、寝ているときも首は体を支えています。その負担を少しでも軽減させるため、枕の具合を自分に合ったものにしてください。

個人差はありますが、枕に頭を乗せたとき大体15度くらいうつむくのが適切とされています。まずはこのくらいになるよう、枕の高さを調節します。

首痛を避けるため、枕選びは非常に重要であり、しかもとても難しいもの。いい枕、高価な枕を買ったとしても、体にフィットしないことは多々あります。

手ごろなお値段の、中身を簡単に出し入れできる枕をまずは選びましょう。

体の状態で枕の高さを変えるのも重要。

体調が悪いと筋肉が緊張しパンパンになっているので、高さのある枕だと筋肉が引っ張られ痛みを増長させてしまいます。体が優れないときは低めの枕に調節しましょう。

こういったちょっとした工夫を取り入れるだけで、体の不調を軽くすることができるのです。

■行方不明が目印

自分の使っている枕が合っているかどうかは、就寝中の自分に聞いてみるのがいちばんです。起床時、枕の位置を確かめてみてください。

もし行方不明になってしまっていたら、就寝中の自分と枕の相性が最悪なのを意味しています。寝ているときに苦しさを感じて、枕から離れてしまっているか、もしくは枕をどかしています。首に蓄積した疲れも取り除けてはいないことでしょう。

朝も変わらず枕の上に頭を置けていたら相性抜群。首への負担も最小限に抑えられているはずです。

3　肩

●使わないからカッチコチ

■風化する肩

肩の凝りや痛みで悩んでいる人はたくさんいます。

リラックスしていない状態が長時間続いてしまうことで凝り痛みを招きます。デスクワークをし

肩の代表的な痛み

「四十肩・五十肩」

　肩の痛みと動きの制限をともなう疾患。原因不明とされています。炎症をともなうことも。

「変形性頸椎症」

　頸椎の加齢による変化によって痛みなどの症状が出たもの。骨が変形したり、関節が擦り減ったりします。

「更年期障害」

　女性ホルモンのバランスが崩れることで、身体や精神に不調をきたし凝りや痛みが発生します。

「高血圧症」

　血圧が高い状態で放っておくと、血管に負担がかかり動脈硬化となり、頭痛・めまい・耳鳴り・肩こりなどのさまざまな症状を引き起こします。

「低血圧症」

　全身の血液量の不足によって血液の循環が滞り、肩こりやめまいを引き越こします。

「狭心症」

　心筋の虚血（血が足りない）状態によって血の巡りが悪くなり肩こりが発生します。

「自律神経の乱れ」

　交感神経と副交感神経の働きが崩れ、肩の痛みを引き起こします。体と心のストレス、不規則な生活習慣、病気によって起こると考えられます。

つかんだところが中心軸になります。（肩回し運動①）

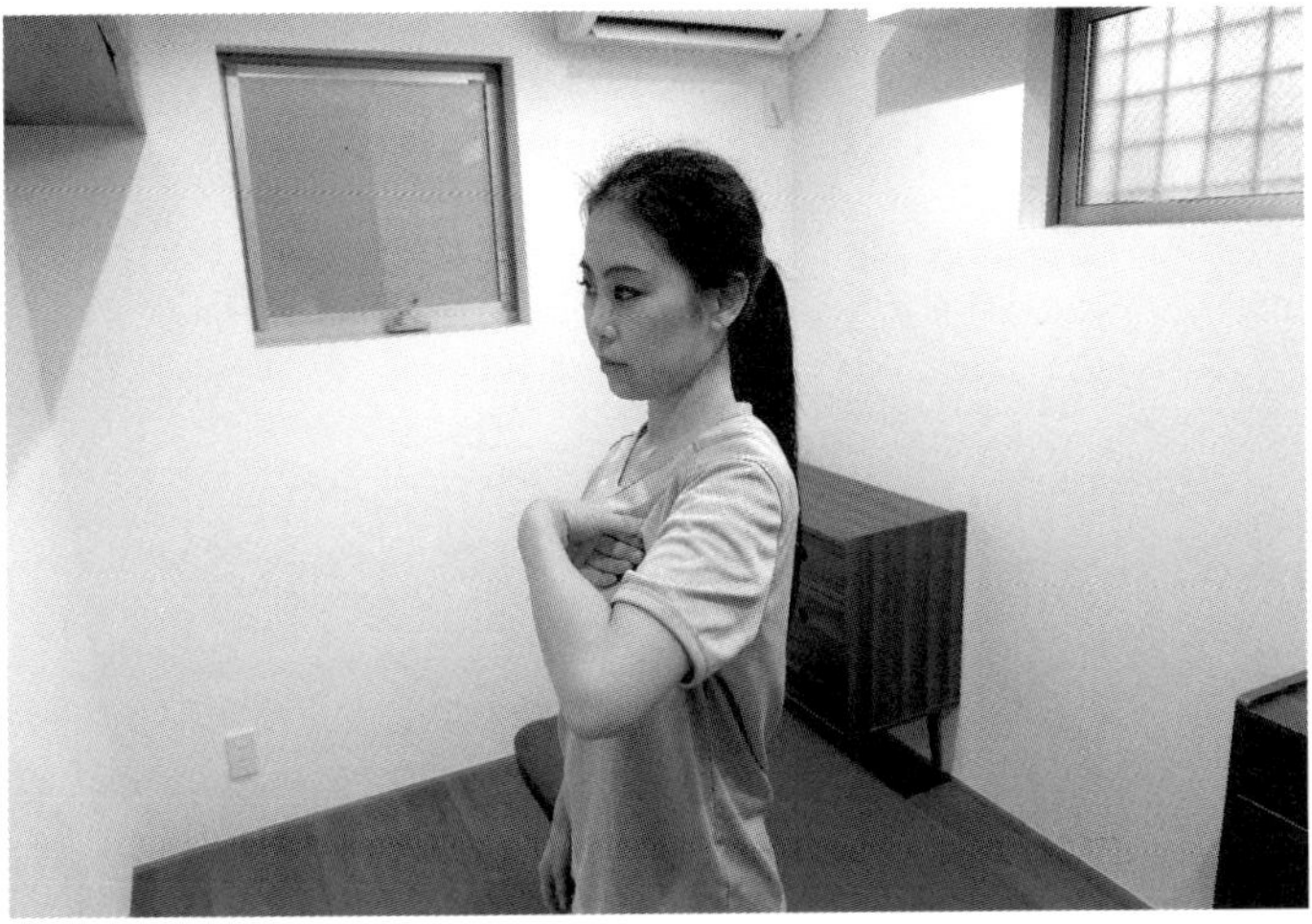

ている人で肩凝りと無縁の人はいないでしょう。
ではなぜ凝ってしまうのかといえば、肩の筋肉を使わないからです。
使わない道具が埃を被って錆び付いていくのと同じように、体も使わない部位はどんどん劣化してしまいます。
まして仕事中は一定の緊張があるので、余計にカッチコチになっていくのです。

■肩・肩甲骨まわりはこまめに動かす

肩周辺の痛みを防ぐには、こまめに動かしてあげることです。

肩は可動域が大きいので、ストレッチ自体はとてもしやすいです。次に紹介するいくつかのケアのうち、自分のしやすいもの、よく効くと感じるものは定期的に行って、肩や肩甲骨を動かしほぐしてあげてください。

↓円を描くイメージで肘を動かします。（肩回し運動②）

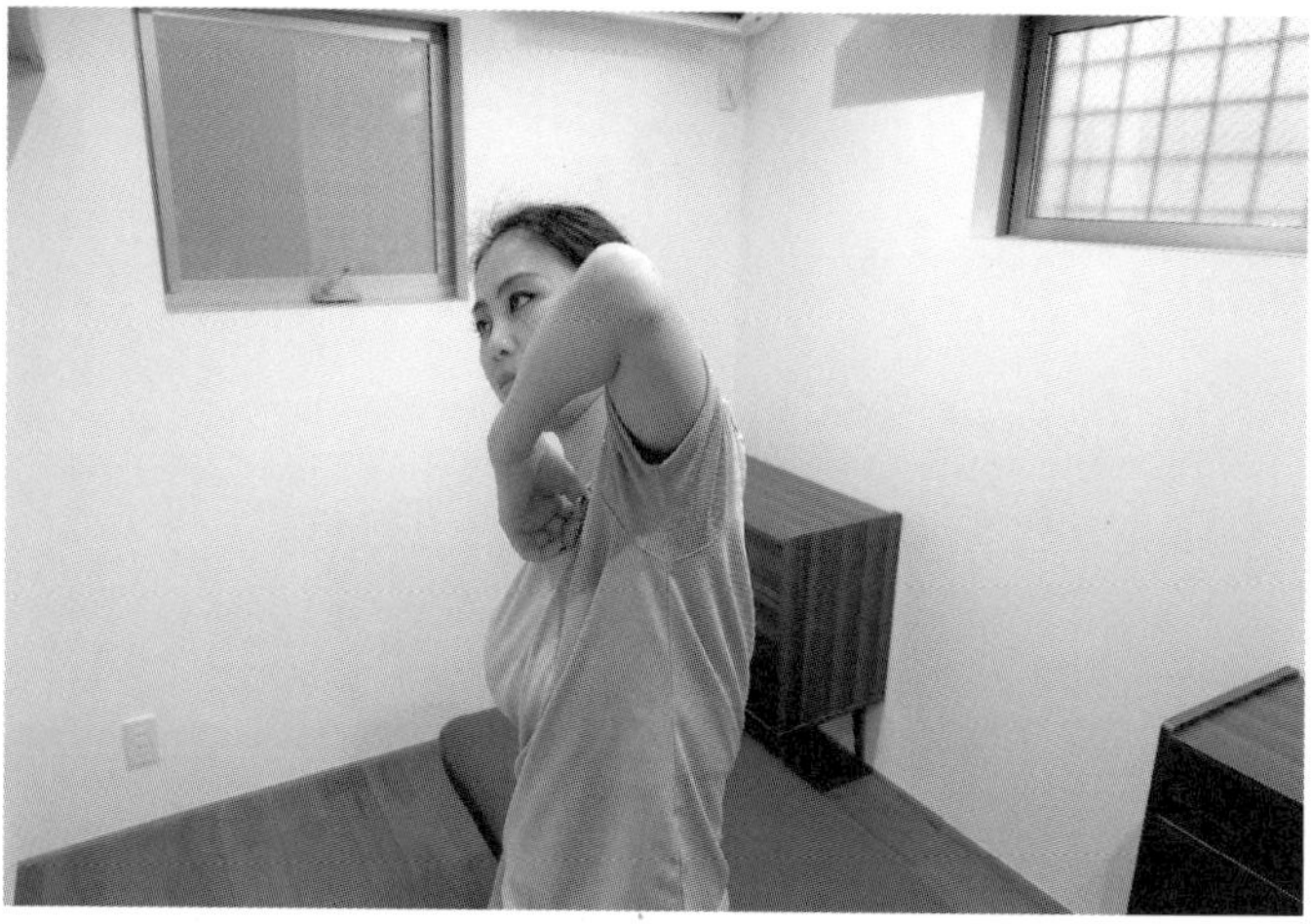

↓スピードは関係ありません。大きな円にしていきます。（肩回し運動③）

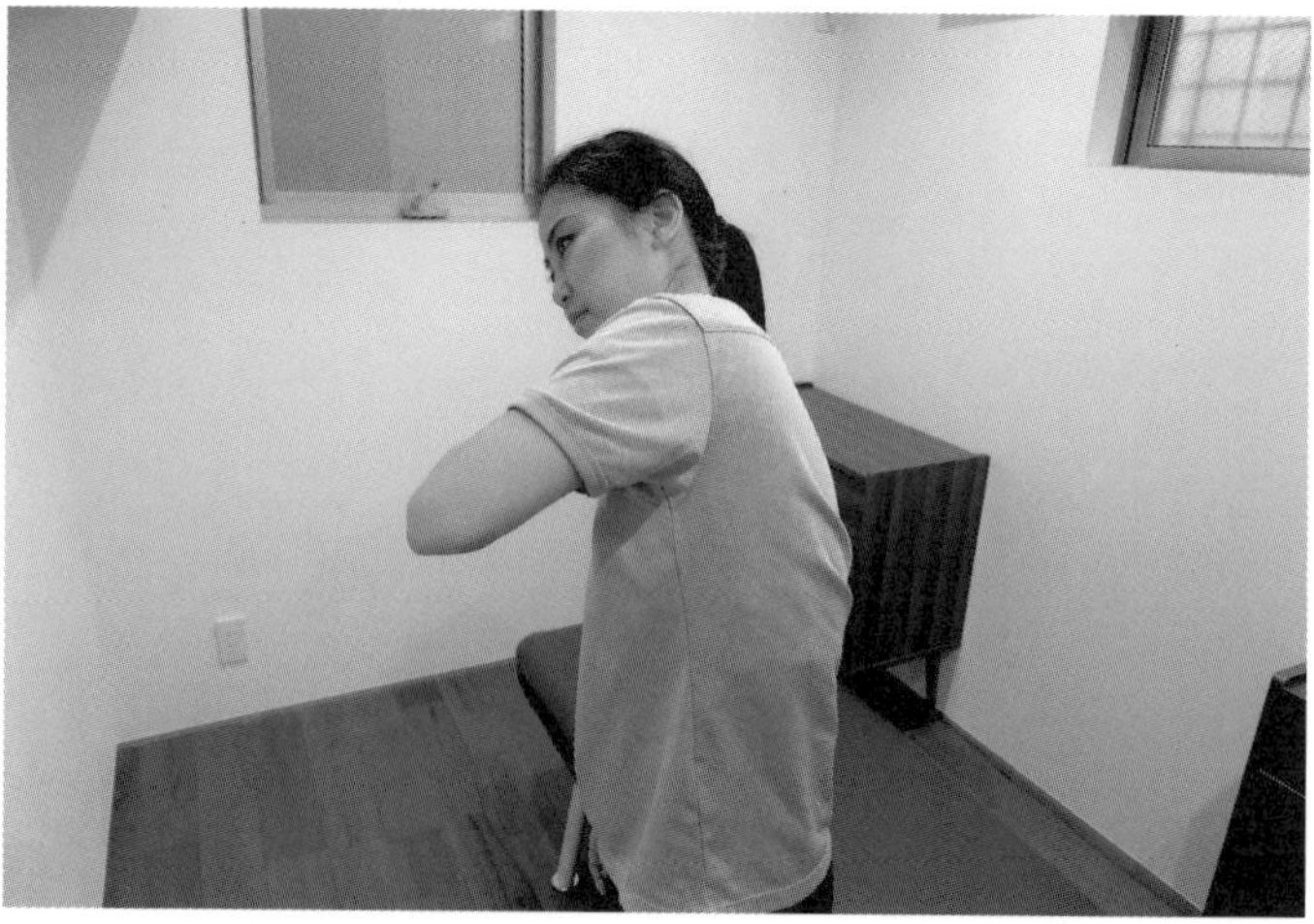

↓下もしっかりと。（肩回し運動④）

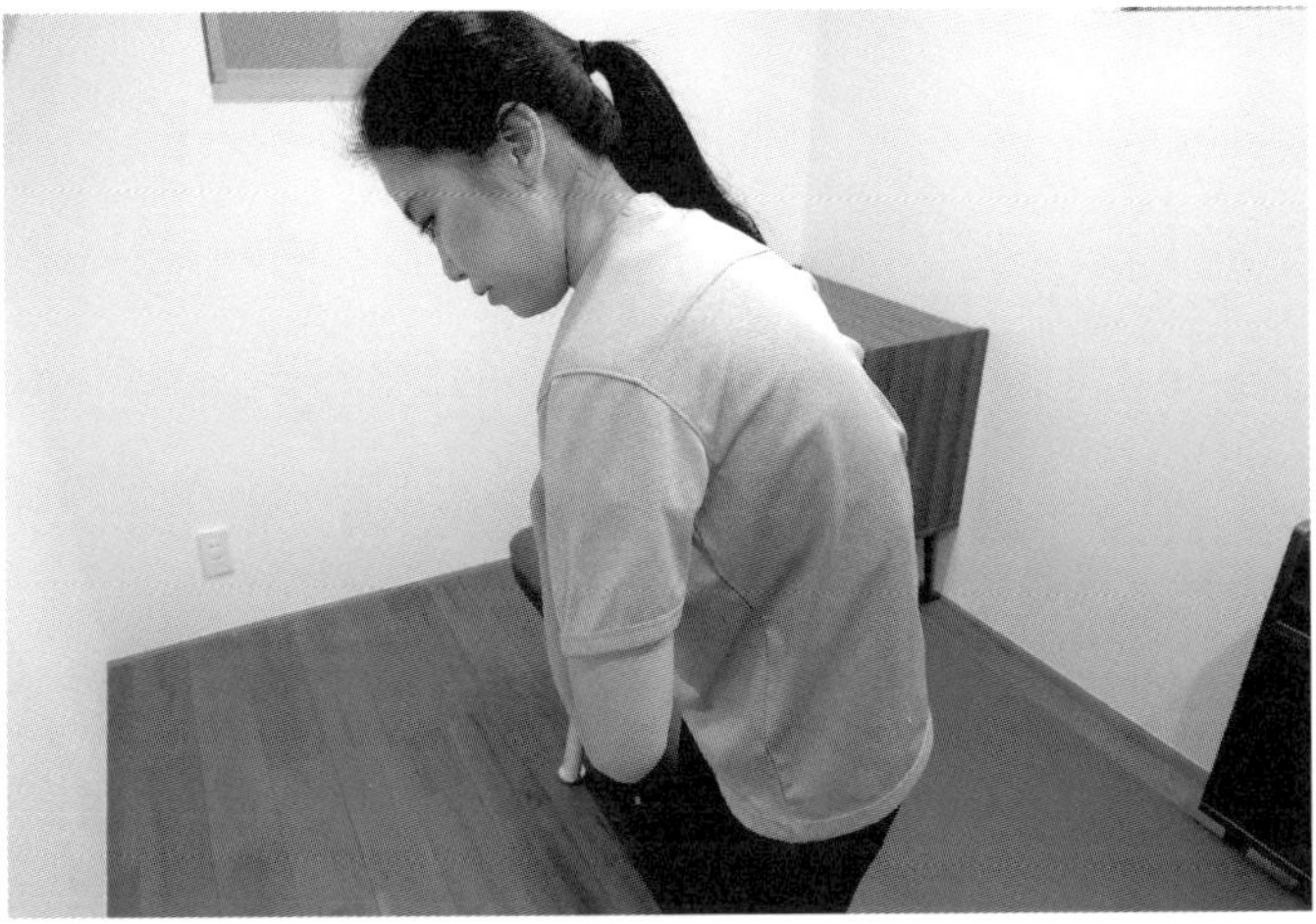

↓ここまで体を使うのが理想ですが、スペース的に無理ならできるところまでで。（肩回し運動⑤）

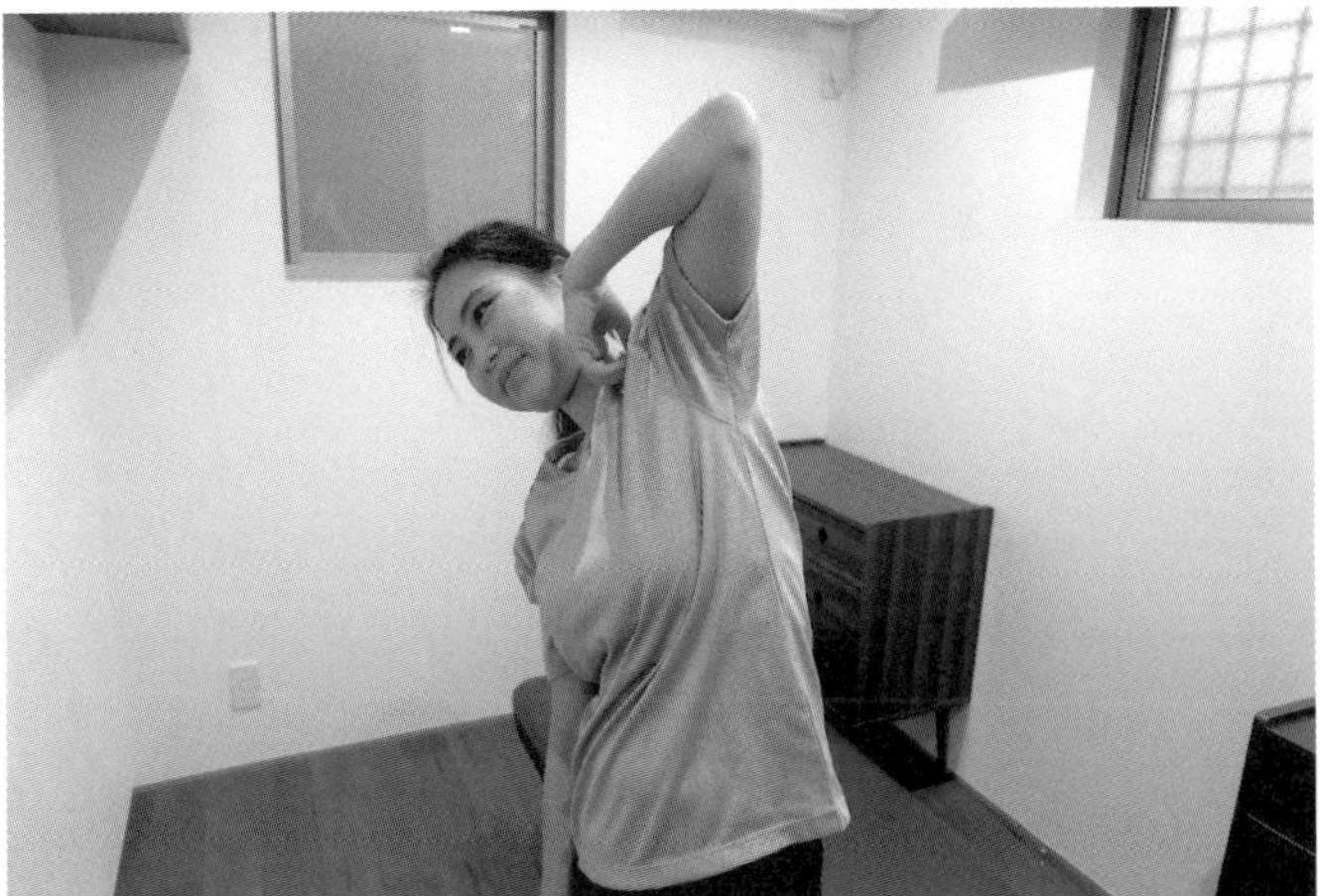

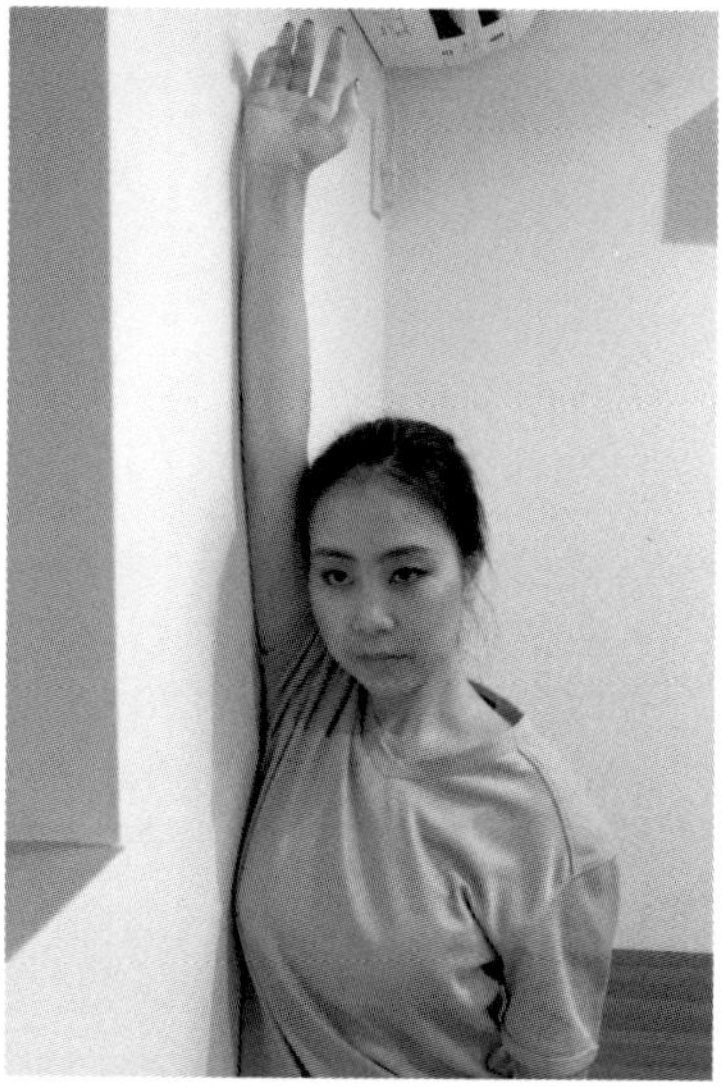

→肩に効くところまで伸ばしましょう。（壁を使った肩ストレッチ）

●肩に効くセルフケア

■肩回し運動

①肘を曲げて鎖骨の辺りをつかみます。
②肩を中心に据えて肘で円を描きましょう。
③円は段々と大きくしていきます。
④上下前後きれいな円を描いてください。
⑤脇腹や腿の筋肉など、体全体を使うくらいまで大きくしていくのが理想です。

スペースが確保できるのならぜひやってほしい、おすすめの肩こり解消運動です。大きな円を描くのが難しい人は、無理のないところでとどめておいてください。

■壁を使った肩ストレッチ

①上げた腕を壁に付け、肩に効く程度に体重

↓生活の中で適度に取り入れましょう。（両腕を使った肩ストレッチ）

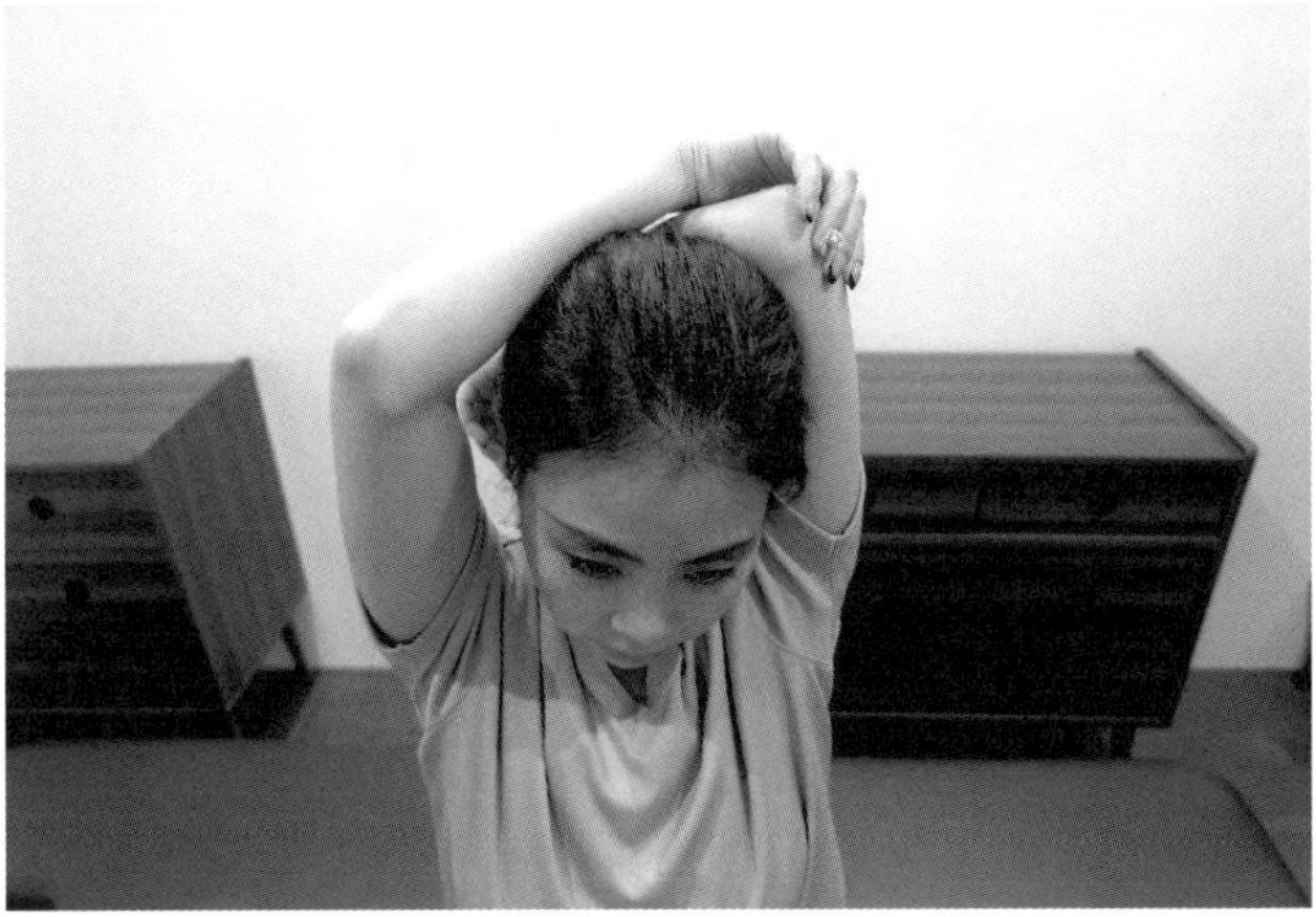

を寄りかからせましょう。

壁際で行う肩甲骨の外側に効くストレッチです。個室トイレでなど、息抜きがてらやってみてください。

■両腕を使った肩ストレッチ

①両腕を頭の後ろに回し、片肘をもう片方の手で横へと引っ張ります。

オーソドックスな肩ストレッチです。肩の緊張をほぐして疲れを抜きましょう。

■棒やタオルを使ったストレッチ

①肩幅よりも長めの棒やタオルを用意し、肩幅程度の広さで両端を持ちます。

②横へと倒します。倒した側の手で引っ張り、

→肩幅よりも長めの棒やタオルを用意し、肩幅程度の広さで両端を持ちます。
（棒やタオルを使ったストレッチ①）

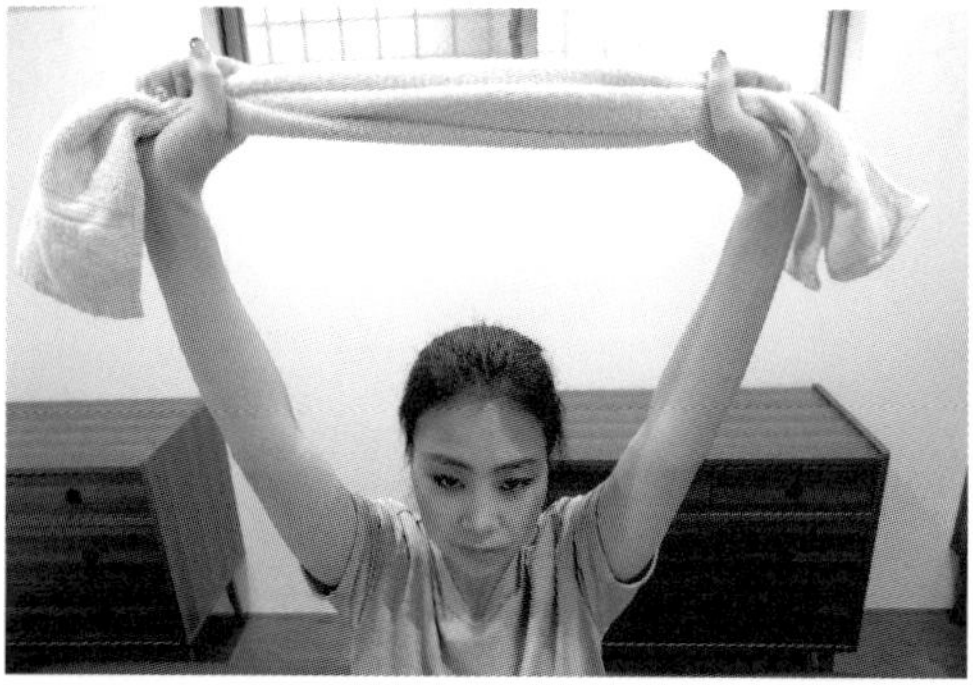

→左手で下へ引っ張り、右肩を伸ばします。
（棒やタオルを使ったストレッチ②）

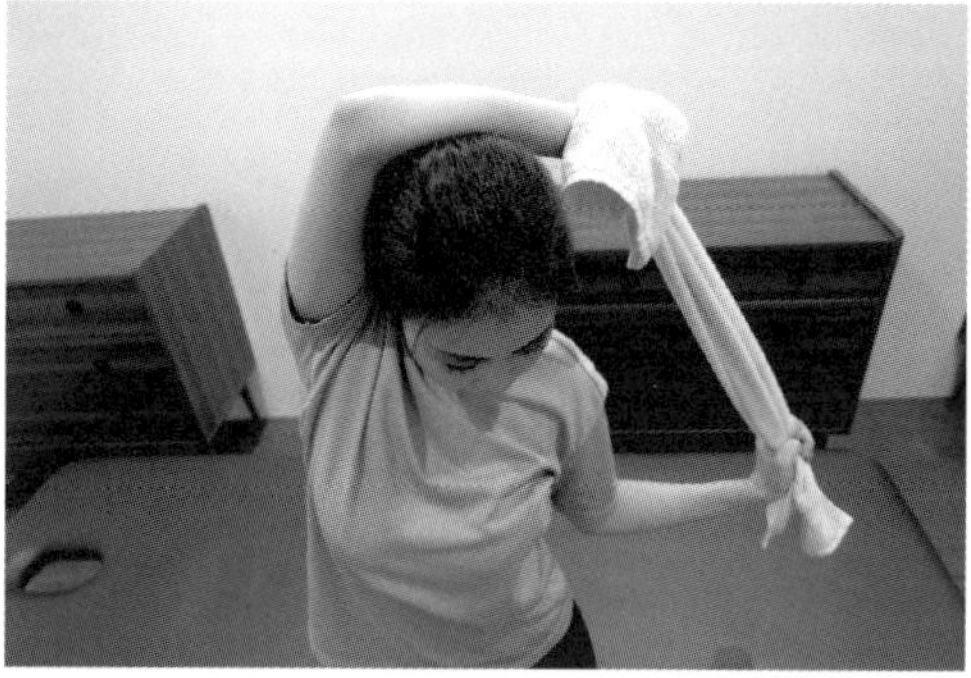

→右手で下へ引っ張り左肩を伸ばします。反対も忘れずに。
（棒やタオルを使ったストレッチ③）

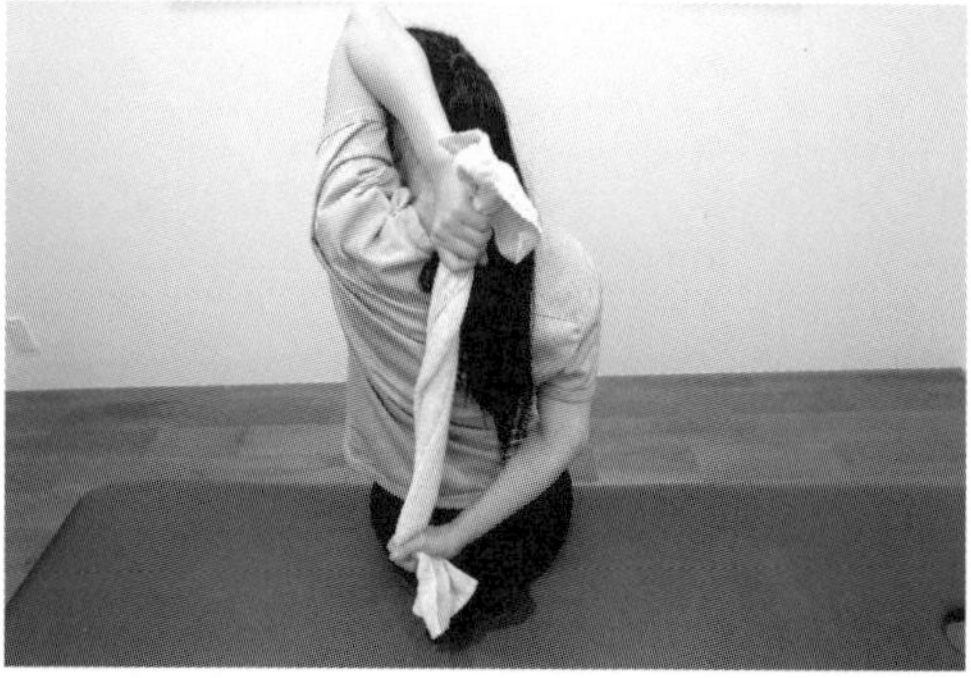

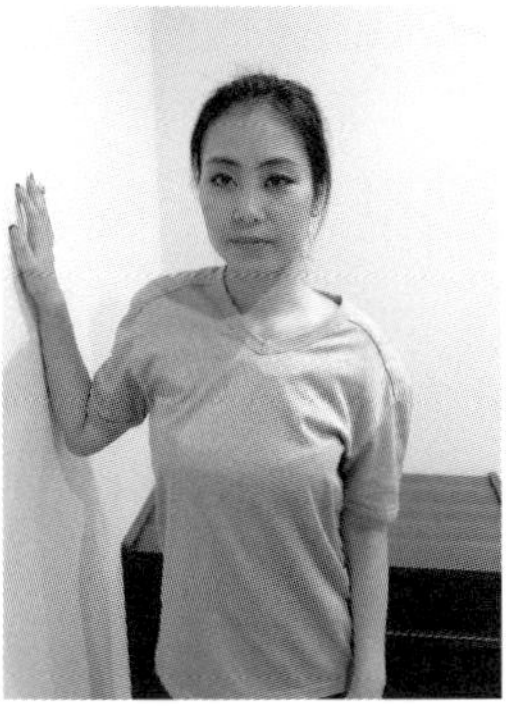

←痛くない高さに指を置きます。
（四十肩五十肩に効く腕上げストレッチ①）

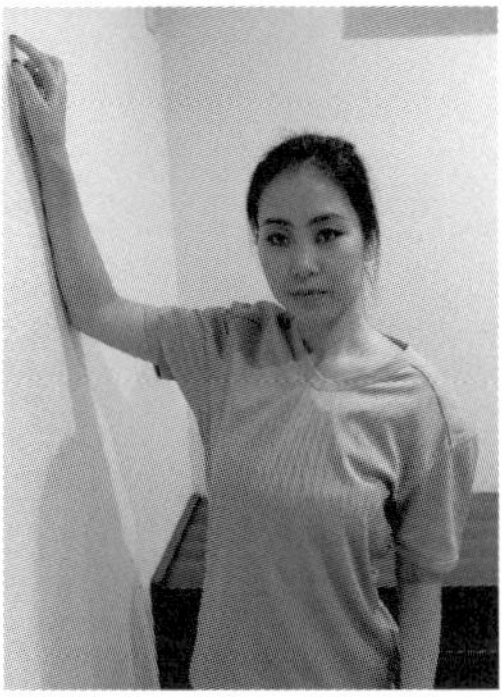

↑這わすようにゆっくり上へ。
（四十肩五十肩に効く腕上げストレッチ②）

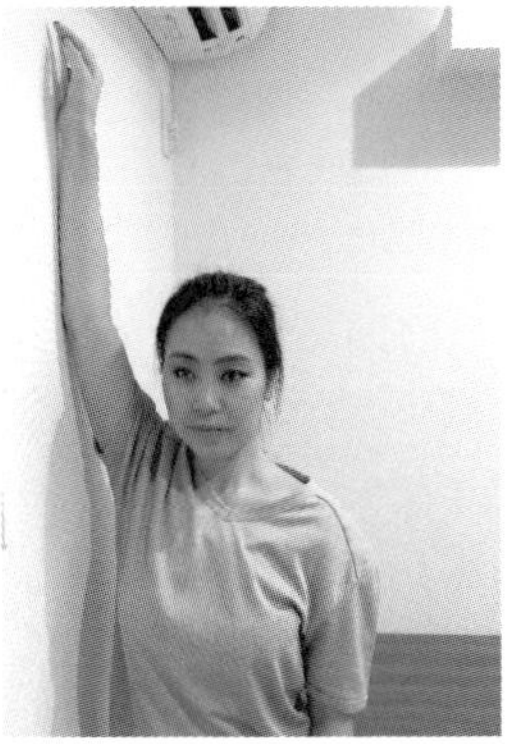

←限界まで来たら今度は下へ。この動きを繰り返しましょう。（四十肩五十肩に効く腕上げストレッチ③）

反対側の肩周りが伸びるのを感じましょう。
③続いて背中側で縦に持ち下へと引っ張ります。上にした側の肩が伸びるのを感じましょう。

肩や肩甲骨などをトータルケアします。こちらもこまめにやりたいストレッチです。

■四十肩五十肩に効く腕上げストレッチ

①壁に患側の手を置きます。痛みの出ない、肩と同じくらいの高さにしましょう。
②2本の指を足のようにして、壁を這わせて少しずつ

上へと歩かせます。
③行けるところまで上がれたら今度は下へ。これを繰り返します。
四十肩五十肩の人に効くストレッチです。壁に指を置くことで無理することなく肩を上げることができます。繰り返しによって少しずつ症状の改善が見られるでしょう。

●自分を労《いたわ》って肩リラックス

■深呼吸がカギ

すでに述べた通り、肩は動かしやすい部位なので、これまでにあげたセルフケアで大体やわらげることはできるでしょう。

これに加えて、肩に疲れが溜まりにくくすることも大切となります。

つまり、肩を緊張させないこと。

そのためにぜひやってほしいのが深呼吸です。

深呼吸をすると自然と胸がピンと前に張られ、前に行きがちな肩を正常な位置へ戻すことができます。

緊張したら深呼吸。心も落ちつくし、肩の強ばりも取れます。自然とよい姿勢になるので周りに与える印象もアップ。良いこと尽くしです。

ポイントとして、肺の中が換気されるよう、お腹を意識して呼吸することです。

■自分に目を向ける

緊張とは、自分以外の周りに対して意識を向けることによって起こります。

自室でひとりで勉強しているときと、講堂でみんなで試験を受けているときでは、緊張の度合いが全く違うはず。これは周りを意識しすぎているために起こっているのです。必然と肩の緊張も強まります。

ですから、そういう緊張の場こそ、周りではなく自分のことを強く意識しましょう。

肩が強ばっていないか。呼吸が乱れていないか。緊張していないか。

そして深呼吸しやすい姿勢、自分が最もリラックスできる姿勢に持ってくことで、緊張の糸が緩みます。

自分を見つめ、深呼吸でリセットする。

痛みにならないためにも、仕事や勉強で成果を出すためにも。この意識はぜひ持っていてください。

これは、肩の痛みに限った話ではなく、すべての痛みに通ずることでしょう。痛みは体の悲鳴です。「私のことを労って！」と嘆いているのです。これに気づいてあげて、労《ねぎら》う気遣いを持つだけで、痛みの緩和につながります。ふっと力を抜く瞬間は、どんなときでも心がけてください。

●当院で診た患者さんの症例1

■むち打ちによる首の痛み（50代女性会社員）

15年前にむち打ちを経験したというその方は、以来首のパフォーマンスが極端に落ちてしまい、思うように動かすことができなくなってしまいました。

私が診たときは、左回旋ができず、また上を向くことも苦しい様子でした。とくに辛かったのが車の運転。首が動かせないせいで視野が狭くなり、安全な運転が難しい状態に。また上を向けないためうがいがしづらくなったことでも悩んでいました。

来院時、身体のゆがみと筋肉の張りはかなりの酷さ。当院でできる限りのことを尽くしました。整体と矯正メニューと鍼、あらゆる施術を併用。4回目で日常生活への支障が出なくなり、その後数回の通院でほぼ動きに支障がなくなり治療は無事終了となりました。

この方の場合、むち打ちという怪我をきっかけに首を痛くしています。むち打ちは扱いの難しい症状で、その当時治療で改善を感じたとしても、時間とともにじわじわと痛みが再発することもあります。

むち打ち直後の治療が完了しても、首へのケアは欠かせません。首の歪み張りを取り除くため、本書で紹介したセルフケアを実践するのが理想です。

■デスクワークによる肩凝り（20代男性会社員）

デスクワークで肩が辛く、酷いときには気持ち悪さと頭痛で仕事ができないことも。助けを求めるように近場のマッサージ店に駆け込んだところ、まったく効果が感じられず、当院にいらっしゃいました。

ほぐしや整体だけでは取れないほど強烈に肩は凝っていました。そこで腕や坐骨の調整を施したところ、肩甲骨の動きがスムーズになり、かなり楽になった様子でした。

その後も本書で紹介しているセルフケアを仕事の合間適度に実践してもらえれば、今後同じような事態は避けられるでしょう。少しでも凝りを感じたら、まずセルフケアです。

またデスクワークの方は凝り痛みが肩に出やすい傾向ですが、他の部位に負担がかかり過ぎた結果、肩が悲鳴をあげていることは十分に考えられます。

なのでトータル的なバランスに気をつけておきましょう。

デスクワークなら顎や首のケアは定番ですね。本書でも紹介した側頭筋や、首筋をほぐすマッサージはこまめに行いましょう。これらなら仕事の合間のちょっとした時間で、座りながら行えるはずです。

また下半身にも気を遣いましょう。夏場は冷房が効き過ぎて寒かったり、冬場は底冷えしていて、下半身が極度に冷えていませんでしょうか。冷えは凝りの原因をつくってしまいます。

座りっぱなしで血の流れを滞らせるとほかの部位にも悪影響を与えます。立ち歩くだけでもだいぶ違うので、気分転換に身体を動かすようにしましょう。

立ち歩く余裕がないときは、第6章で紹介するボールやハンマーといったアイテムを使ったケアも効果的です。文房具と一緒に、これらアイテムも引き出しに入れておくといいでしょう。第6章ではさらにパソコン作業をするとき負担がかかりにくい姿勢についてもまとめているのでこちらも参考にしてください。

■右肩が上がらない四十肩（40代男性会社員）

いまだに原因のはっきりしていない四十肩。いまや20代や30代の人でも当たり前のように発症するというデータが出ていますから、いわば現代病の1つなのかもしれません。根本の原因としては、身体を使う仕事から指先と頭を主に使うデスクワークへと仕事の中心が移ろっていったことが大きいのかもしれません。

この方も四十肩で肩が上がらなくなり当院へ相談に来られました。電車のつり革が全く持てない状態で困り果て、病院に通ったものの改善が見られなかったそうです。

当院で整体を施したところ、その場で症状がかなり和らぎました。本人の希望でその後も通い鍼治療、痛みが消え肩もかなり上がるようになりました。

この方は当院での効果的な治療を行いましたが、本書の肩のところで紹介した「四十肩五十肩に効く腕上げ」を行えば、少しずつですが症状の改善が可能です。

第3章

背中・腰・股《また》と腿《もも》

1 背中

●ストレスは背中に出る

■痛みがなくてもケア必須

首や肩の痛みで悩んでいても、背中が痛くて困っている人はあまりいません。しかし、自覚症状がないだけで、背中がコチコチに硬くなっている人はかなりいます。自分で患部に触れるのが難しい背中だけに、気づけていないだけなのです。

放っておくと、何かの拍子に突然背中にギクッと稲妻のような痛みが走ることになるかもしれません。

また背中の緊張が首や肩の痛みへと波及しているケースもあります。ですから今痛みを感じなかったとしても、背中はこまめに気遣ってあげる必要があるのです。

■痛みの源は内側から

背中は体の動かし方や姿勢だけでなく、精神的な部分から痛みを引き起こしている場合も少なく

背中の代表的な痛み

「ぎっくり背中」

突然背中に痛みが起こるもの。一定の姿勢をとると痛みが強くなり、動けなくなることも。

「筋肉疲労」

抱っこや長時間の立ちっぱなし・座りっぱなしなどで起こる痛みの総称です。

「胃の疾患」

胃の調子が悪いとき、胃の神経の緊張によって背中の痛みを引き起こします。

「冷え」

ストレスを抱える姿勢を続けたり、アレルギー体質などにより、背中の血行が悪く冷えることがあります。

ありません。

イライラだったり、悩んでいたり、ネガティブになっていたり。考え過ぎてしまっている人ほど背中に痛みが出やすいのです。

ストレスで内臓が疲弊し、冷えや緊張によって背中が痛むなど、その経路はさまざまですが、内側から痛みがやって来るわけです。

したがって、単なる外側のケアだけでは痛みの源を絶つことはできません。

精神的なストレスは、誰かに打ち明けるだけでも和らぎます。専門家に相談すればより効果的な処置が行えるでしょう。

これからセルフケアでストレッチや

↓背中を伸ばすのを意識しましょう。（背筋のストレッチ）

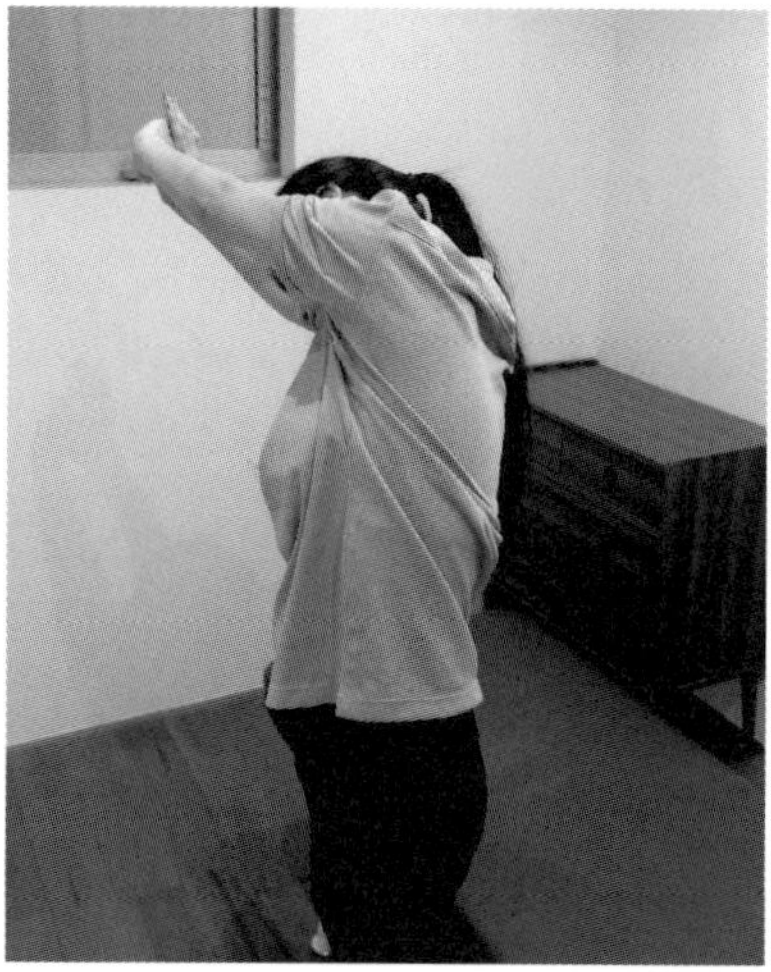

ほぐし術を伝授しますが、加えて内面の負担を軽減させる方法も紹介します。

●背中に効くセルフケア

■背筋のストレッチ

①頭の上で手を伸ばして組み、斜め前へと傾けます。

基本的なストレッチで、右前と左前両方やって背中の筋肉をやわらげます。

■投げる運動で脱力

①片腕を頭の斜め後方へ。

②ボールを投げる仕草で手を前へと持っていきます。

③ちょうどボールを放るくらいの瞬間で一気に脱

↓ボールを放るイメージで。（投げる運動で脱力①）

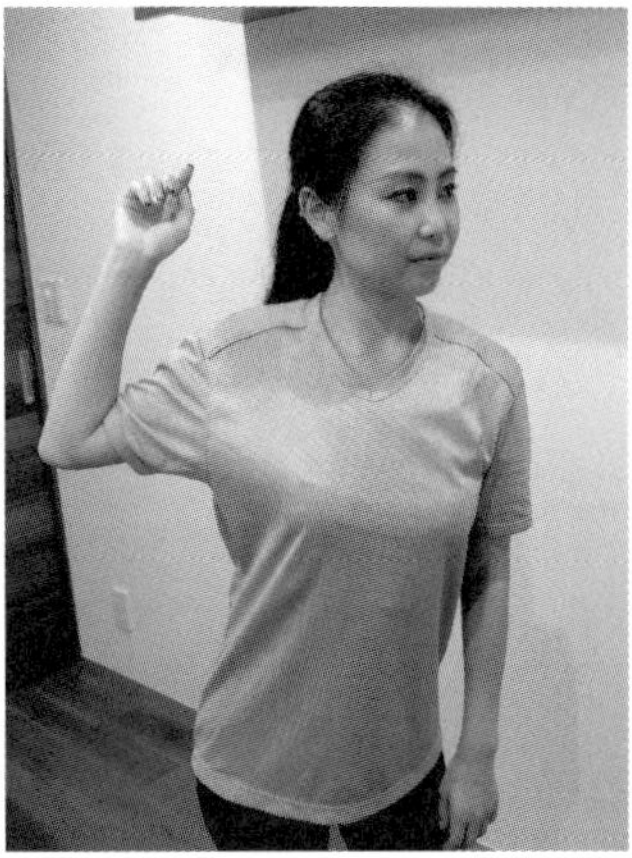

↓重力に任せこのあたりから加速します。（投げる運動で脱力②）

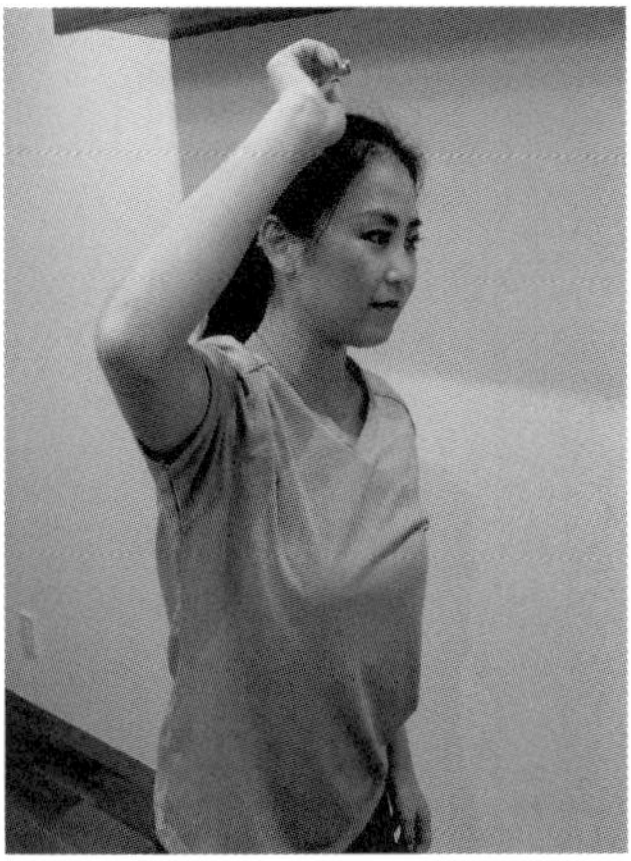

↓だらっと力を抜くことで肩の緊張がとれます。（投げる運動で脱力③）

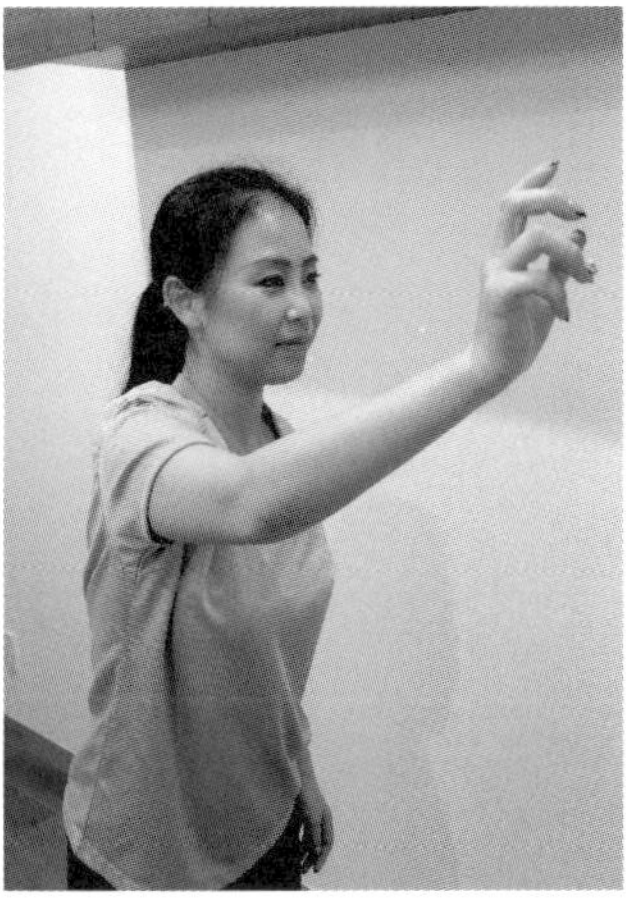

力します。

脱力することがポイントです。背中の緊張が一気に解けて溜まった疲れをやわらげることができます。利き腕ではないほうの腕も忘れず行いましょう。

↓正座の姿勢からスタート。
（正座で背中のストレッチ①）

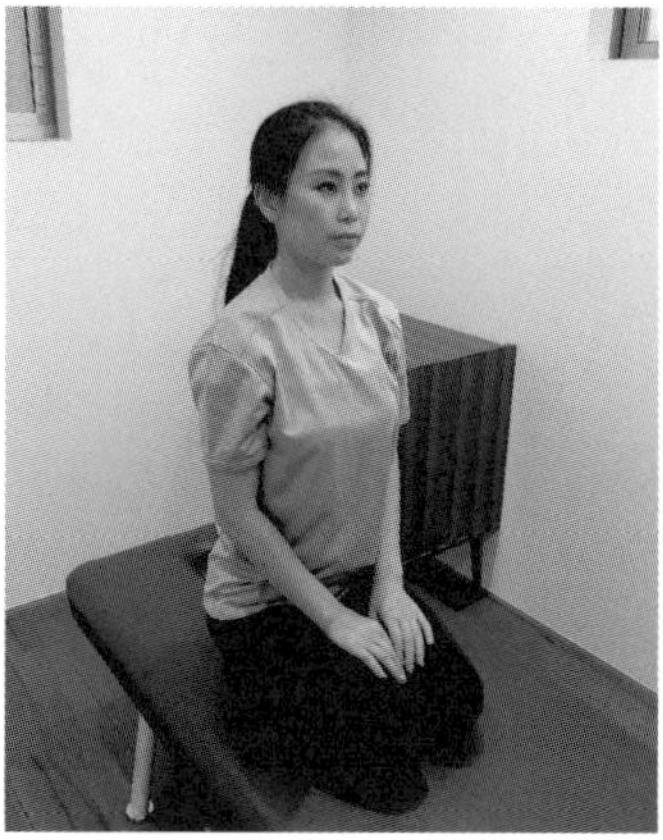

↓ひざまずく姿勢になります。
（正座で背中のストレッチ②）

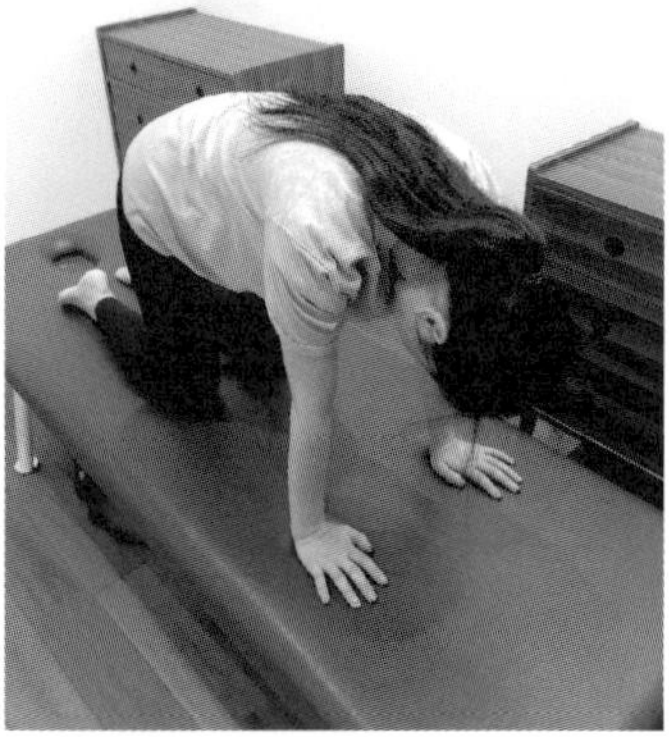

■正座で背中のストレッチ

①正座の姿勢になります。
②両手を床につき、土下座するように頭を下げていきます。
③背中をつままれているイメージで上へと伸ばしていきましょう。

　こちらも背中の緊張をほぐすストレッチです。就寝前などにやってみてください。

↓背中が引っ張られるイメージで伸ばします。
（正座で背中のストレッチ③）

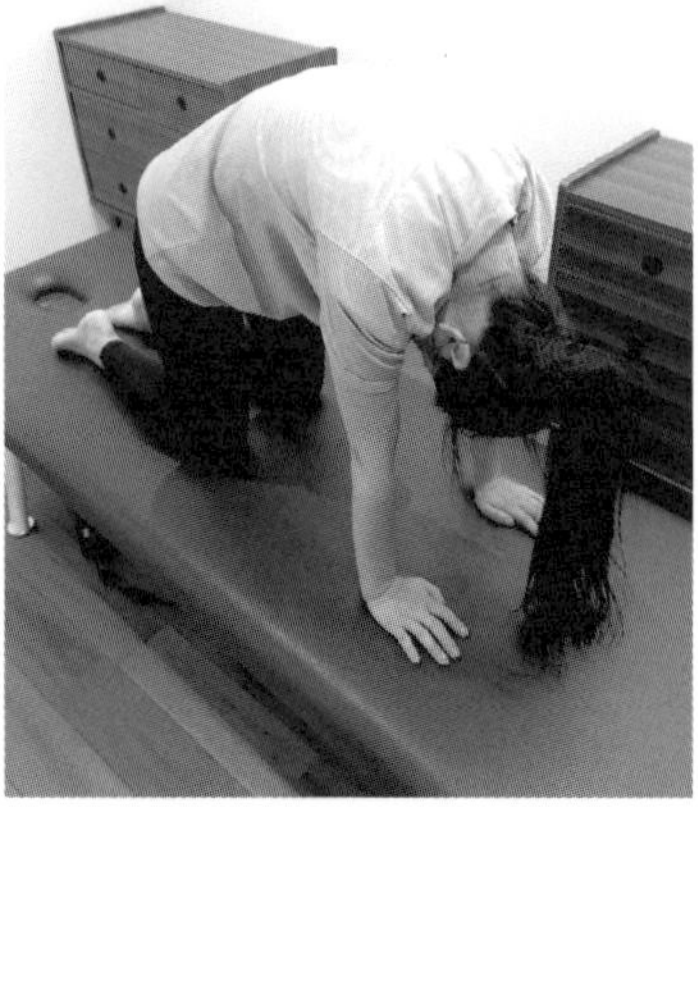

↓タオルを使う場合はかためのものを。
（ポールやかためのバスタオルを使ったほぐし①）

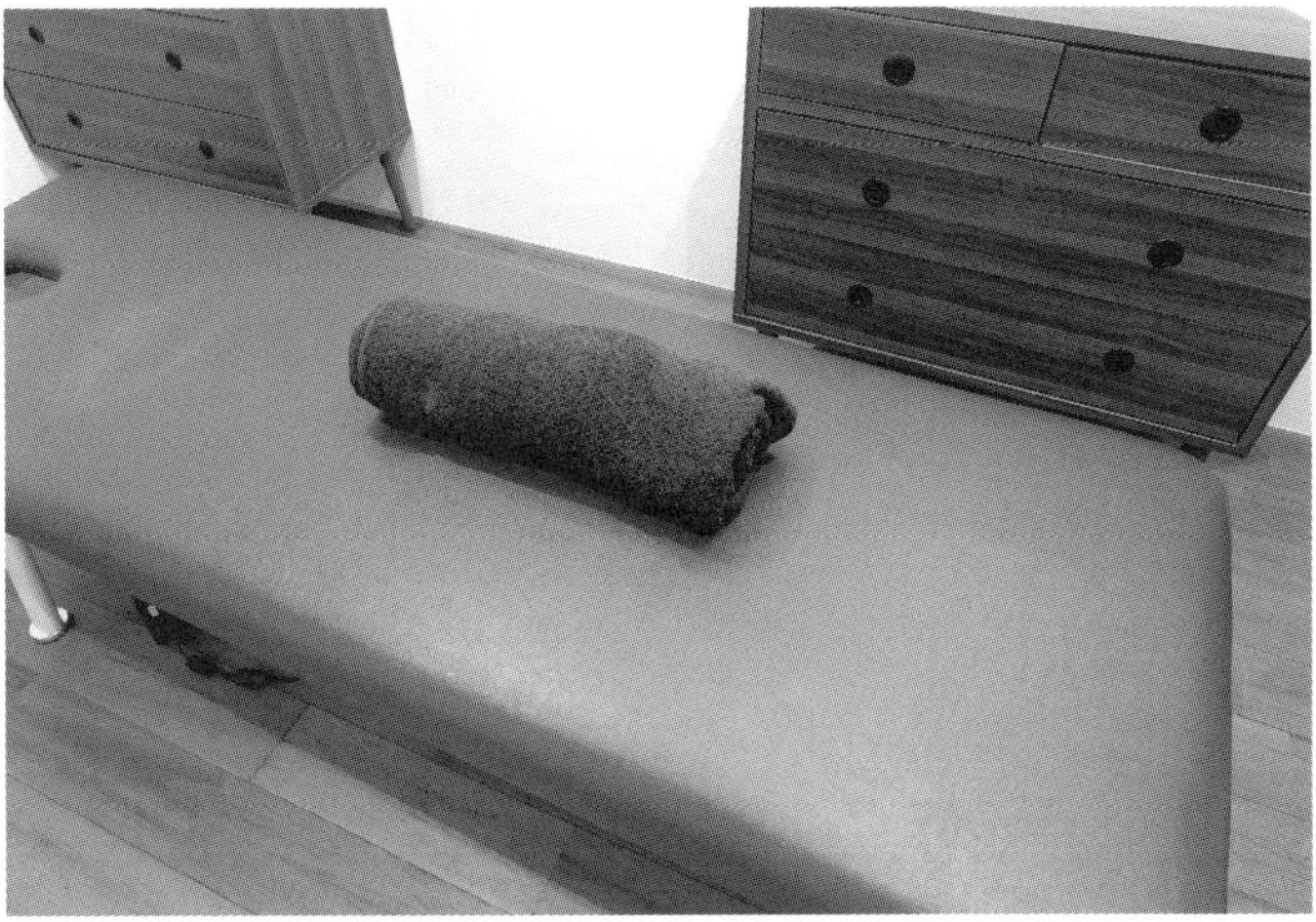

↓首から腰にかけてを乗せます。
（ポールやかためのバスタオルを使ったほぐし②）

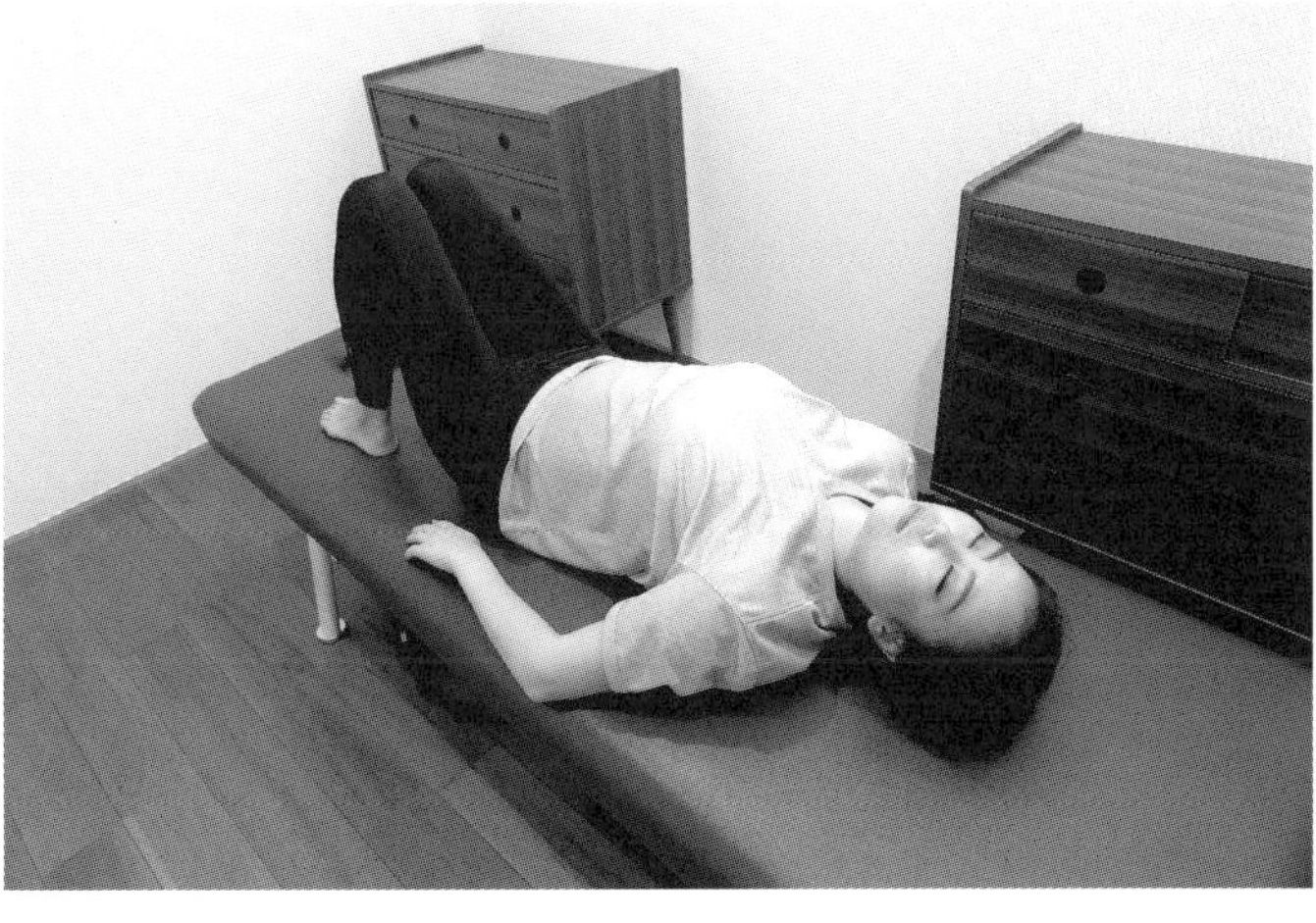

↓腕を上げ下げするとより効果的です。

（ポールやかためのバスタオルを使ったほぐし③）

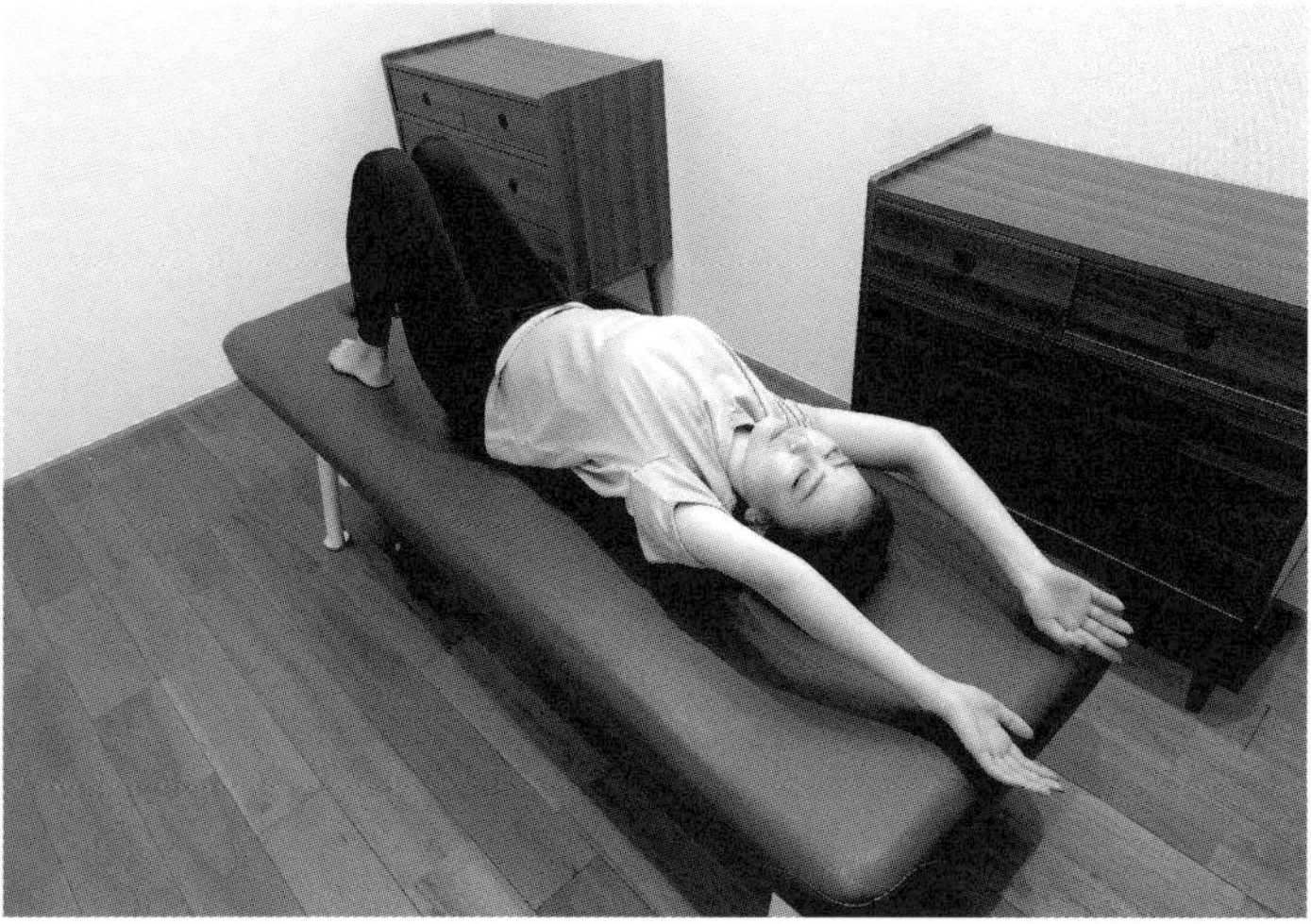

■ポールやかためのバスタオルを使ったほぐし

①ストレッチポール、もしくは半分に折ってからロール状に巻いたかためのバスタオルを用意します。
②首から腰にかけてを乗せます。顎を軽く引き、膝は45度くらいに曲げるのが良いです。
③このままのポーズで手のひらを上にしながら、腕を上げ下げするとより効きます。

下に敷くポールやタオルはかためを選びましょう。背中の凝りを解消するのに適したセルフケアです。

ちなみにストレッチポールは通販などで安価で手に入ります。

背中だけでなく首・肩・腰の痛みにも効き、姿勢矯正にもつながります。一家に1つ置いてみてもいいかもしれませんね。

●心の中をストレッチ

■悩んだらまず呼吸

大きなストレスを抱えていると無意識に呼吸が浅くなってしまいます。しっかり肺を膨らませていないと、呼吸補助筋という筋肉がうまく機能せず、肋骨が動いていない状態が続きます。すなわち背中周辺の筋肉や関節が動かせていないので、カチカチに固まっていってしまうのです。

これが背中の突然の痛みや、首や肩の痛みへとつながっていきます。

ということは、つまり肩で提案したのと同じように、深い呼吸を心がければいいのです。深く吸って、深く吐く。吐けば吐いただけ吸う量が増し、背中周りの動作を活発にします。緊張がほぐれ、ネガティブな気持ちもいくらか晴れることでしょう。

ため息でもいいのです。深い深いため息をつくことでも深呼吸と同じ効果が得られます。「ため息をつくと幸せが逃げる」なんて言ったりもしますが、ストレスのせいで不幸な気分になっているときくらいは構わないでしょう。ため息で背中周りの緊張が取れるのを感じてください。

私も忙しかったり考えごとをしているときほど、より一層深い呼吸を心がけでいます。頭がスッキリして体の強ばりが取れ、仕事の能率もアップです。

■とにかく体を動かしてみる

悩みがあって、そのことばかり考えてしまっていると、視野が狭くなり、意識的なもの無意識的なものを問わず、活動が制限されていきます。

そういうときはあえて、悩みの種から目を逸らし、ネガティブなときにやらない行動をやってみることで気分転換になります。

代表的な例として、スキップは感情を大きく高揚させてくれます。沈んでいても段々と楽しくなってくるから不思議です。

とはいえ職場や街中でへこんでいるときに突然スキップしだしたら周りから白い目で見られかねません。ですからスキップに近い、ポジティブな行動を1つひとつ重ねていくのがいいでしょう。

先ほど挙げた深呼吸もその1つですし、軽く散歩に出かけるのもいいでしょう。

場所を移動するのはおすすめの気分転換です。怒りや悲しみの感情も、場所を変えることで自然と静まってきます。

悩み事で頭が侵食され、鬱屈となり、体がギュッと縮こまった状態でいることは、体にも心にも大きな負担となります。

じっと沈んでいるのではなく、とにかく体を動かしてみること。これだけで心が晴れやかになり、疲れの蓄積を防ぐことができます。

悩みごとの解決策も自然と見つかるかもしれません。

2　腰

●からだの要、腰

■腰に悩む人はとても多い

腰という字には「要」が入っています。腰は身体の要であり、いろいろな筋肉と関係している重要な場所です。

それだけに、腰の悩みを持っている方は多いです。デスクワークや肉体労働問わず、腰に痛みを抱えて治療院へ駆け込んで来る方は後を絶ちません。

■痛みの連鎖を断つ

腰がやっかいなのは、セルフケアが難しいところでしょう。直接自分で腰に手技を施すことはほぼ不可能です。

しかし腰はいろいろな筋肉と連動しています。ほかの場所の影響を受けて、痛みが腰に出ていることがほとんど。したがって他の場所で発生している原因を解消してあげることで、腰の痛みもや

腰の代表的な痛み

「ぎっくり腰」

急性の腰痛。関節や筋肉の炎症もしくは攣縮によって、いきなり腰に痛みが走るものです。

「慢性腰痛症」

日常生活での不良姿勢による腰の筋肉の疲労が原因。腰の拮抗筋である腹筋が低下しているとなかなか改善しません。

「反り腰」

腰椎の生理的前弯、つまり腰の前方への曲がり具合が極端に強くなっていて、腰への負担が大きくなっている状態。反り腰自体で痛みを感じることはほとんどありませんが、ちょっとした運動や姿勢で痛みが出やすくなります。

「腰椎分離症・すべり症」

成長期に、野球の素振りなど、腰の回旋を繰り返すと起こりやすいです。

「腰椎椎間板ヘルニア」

腰の椎骨と椎骨の間の、クッションの役割を果たしている軟骨が変性し、中の組織が飛び出し痛みを引き起こします。

「変形性腰椎症」

加齢により腰椎が変性するもの。痛みやだるさといった症状をともないます。

「腰部脊柱管狭窄症」

加齢で骨・関節・椎間板・靭帯が肥厚し、脊柱管が狭くなり痛みなどを発生させます。

「骨粗しょう症」

骨密度が低くなることで腰痛となります。

↓この姿勢で３０秒キープを目指しましょう。（足抱え込みストレッチ）

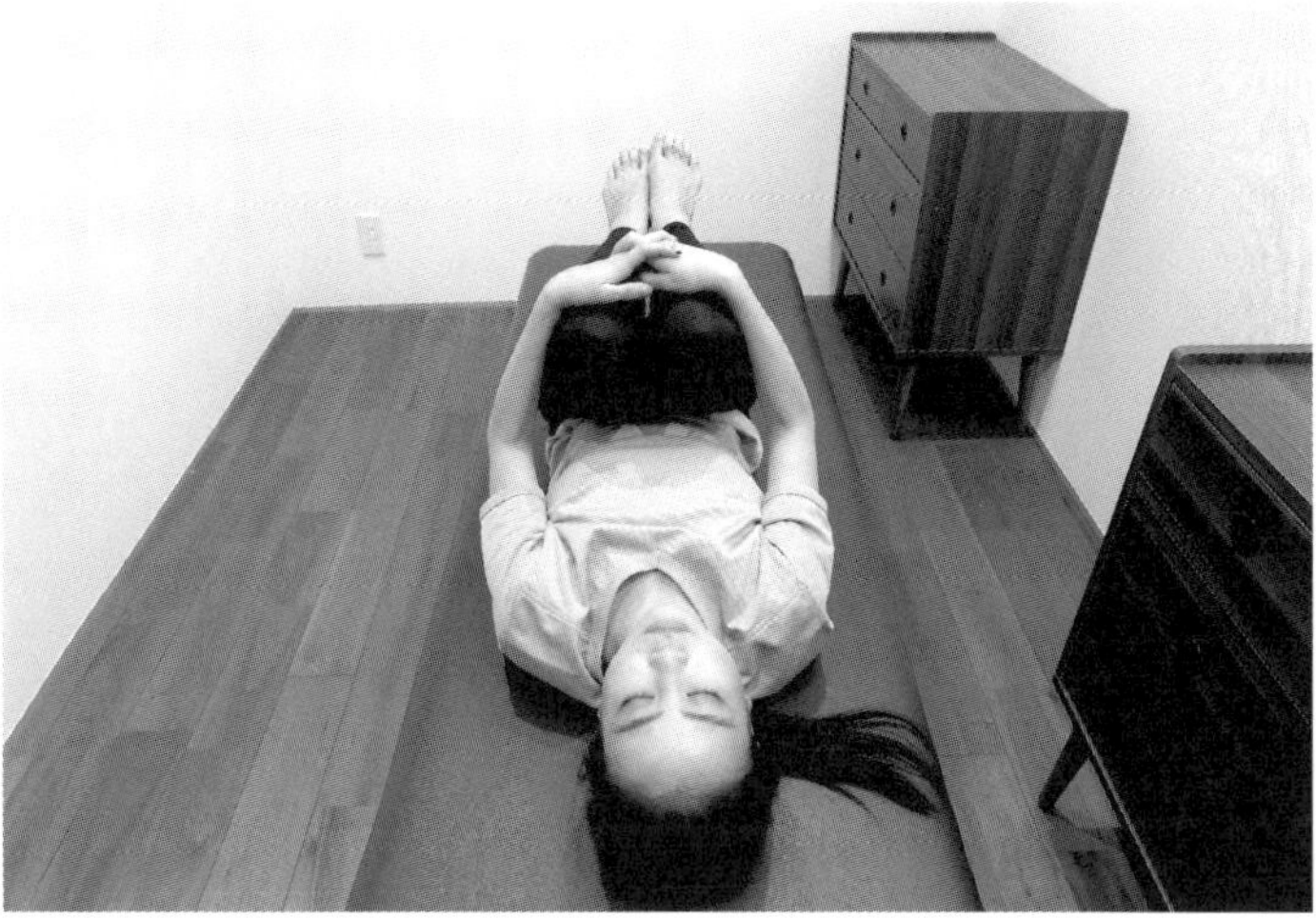

わらげることが期待できます。

まずは日々の生活の姿勢から見直していきましょう。最終章で紹介しているパソコンの姿勢などを参考にしてください。

後ほど詳しくお話しますが、下半身全体のストレッチがポイントです。

まずはいくつかセルフケアストレッチを紹介しますが、これらはどれも寝ながらの姿勢。就寝前など、横になれる広い場所で行いましょう。

●腰に効くセルフケア

■足抱え込みストレッチ

①仰向けに寝て両足を抱え、腰が伸びるのを感じましょう。30秒キープが目安。

反り腰の方に特に有効なストレッチです。腰だ

↓四つん這いの姿勢からスタート。（四つん這いストレッチ①）

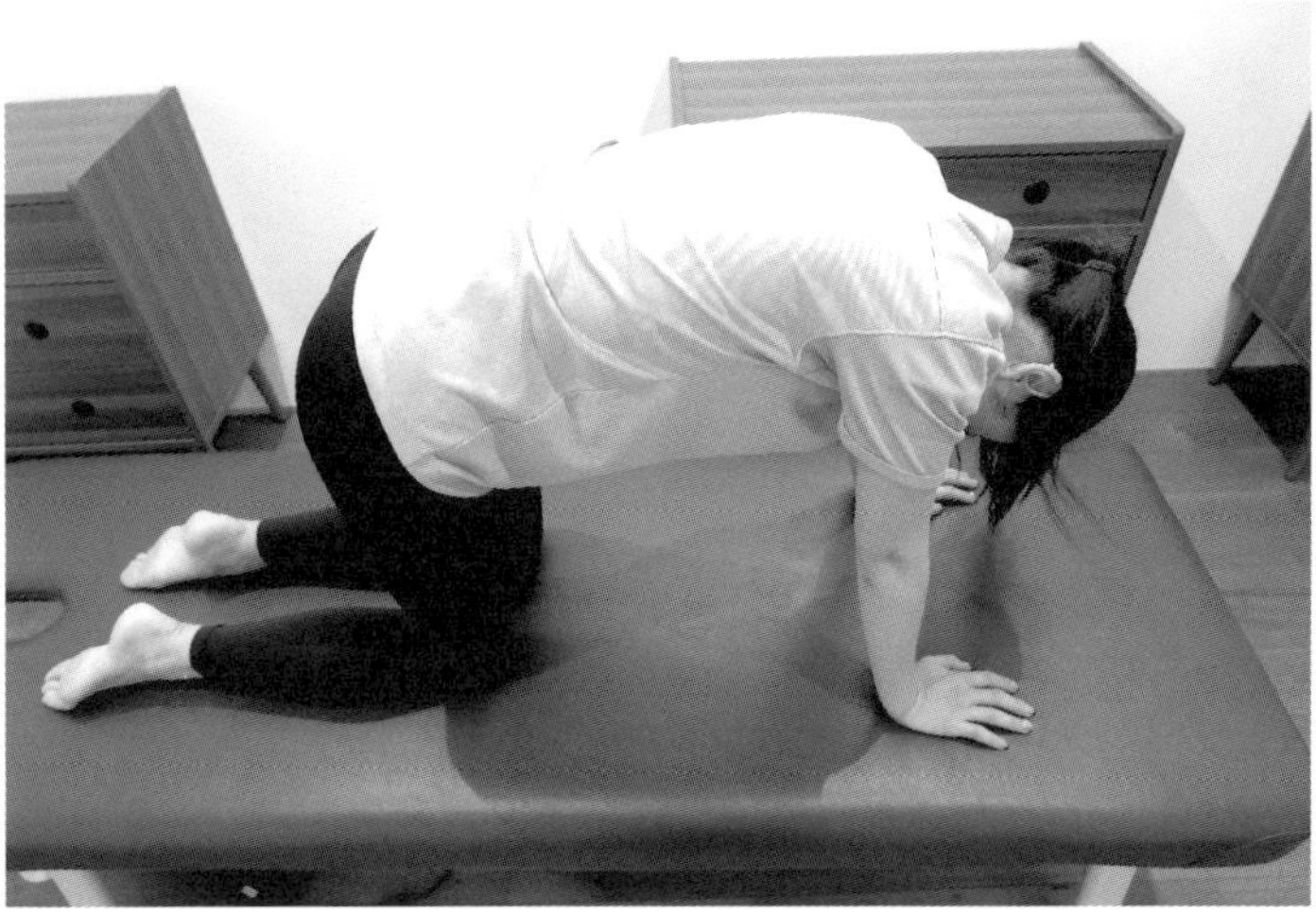

けでなく太ももにも効きます。

■四つん這いストレッチ

①四つん這いの姿勢になります。

②息を吸いながら、猫のする伸びのように背中を丸めます。床についた手を支点に斜め後方へ力をかけ、腰を伸ばすイメージで。そして息を吐きつつ元の姿勢に戻りましょう。

ポージングとしては背中の項目で紹介した正座のストレッチに似ていますが、こちらは腰の伸びを意識します。就寝前などに実践し、その日に溜まった腰の疲れを取りましょう。

■仰向けで腰捻りストレッチ

①仰向けになり両膝を立てます。

↓猫の伸びのように背中を丸め、腰付近が伸びるのを感じましょう。息を吐きつつ元の四つん這い姿勢に戻ってください。（四つん這いストレッチ②）

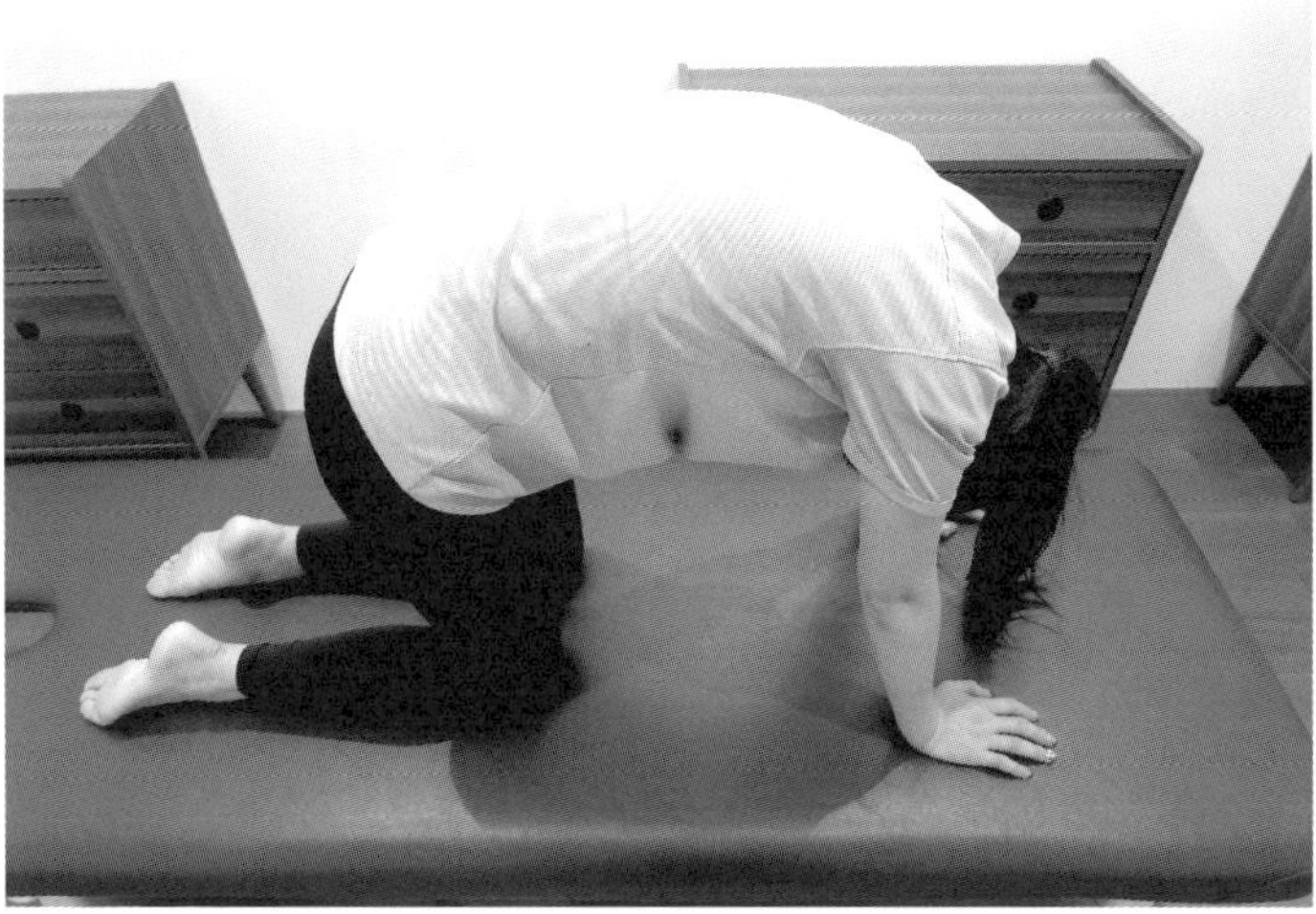

↓膝は９０度くらいがいいでしょう。（仰向けで腰捻りストレッチ）

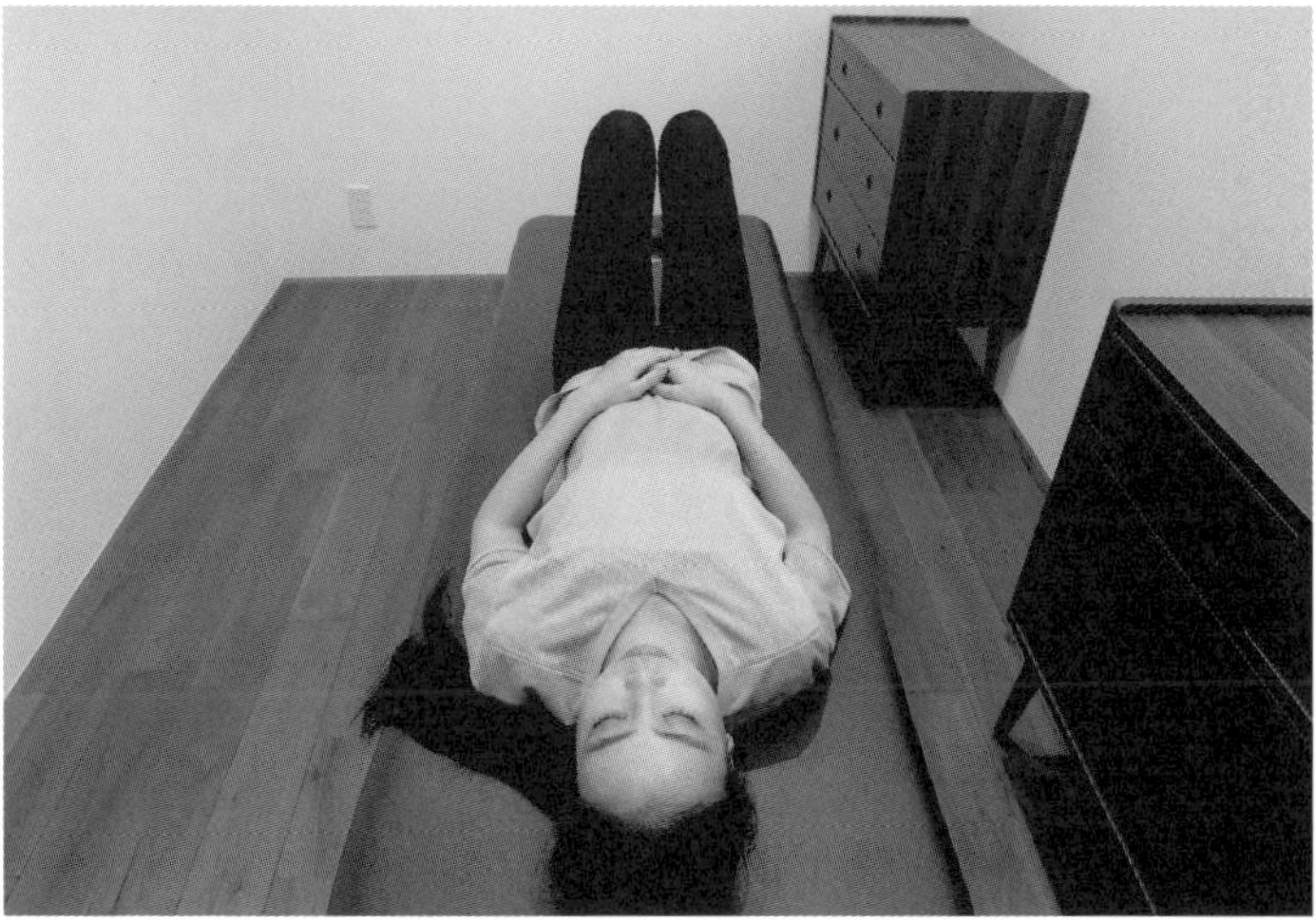

↓上半身はそのままで足を倒していきます。（仰向けで腰捻りストレッチ②）

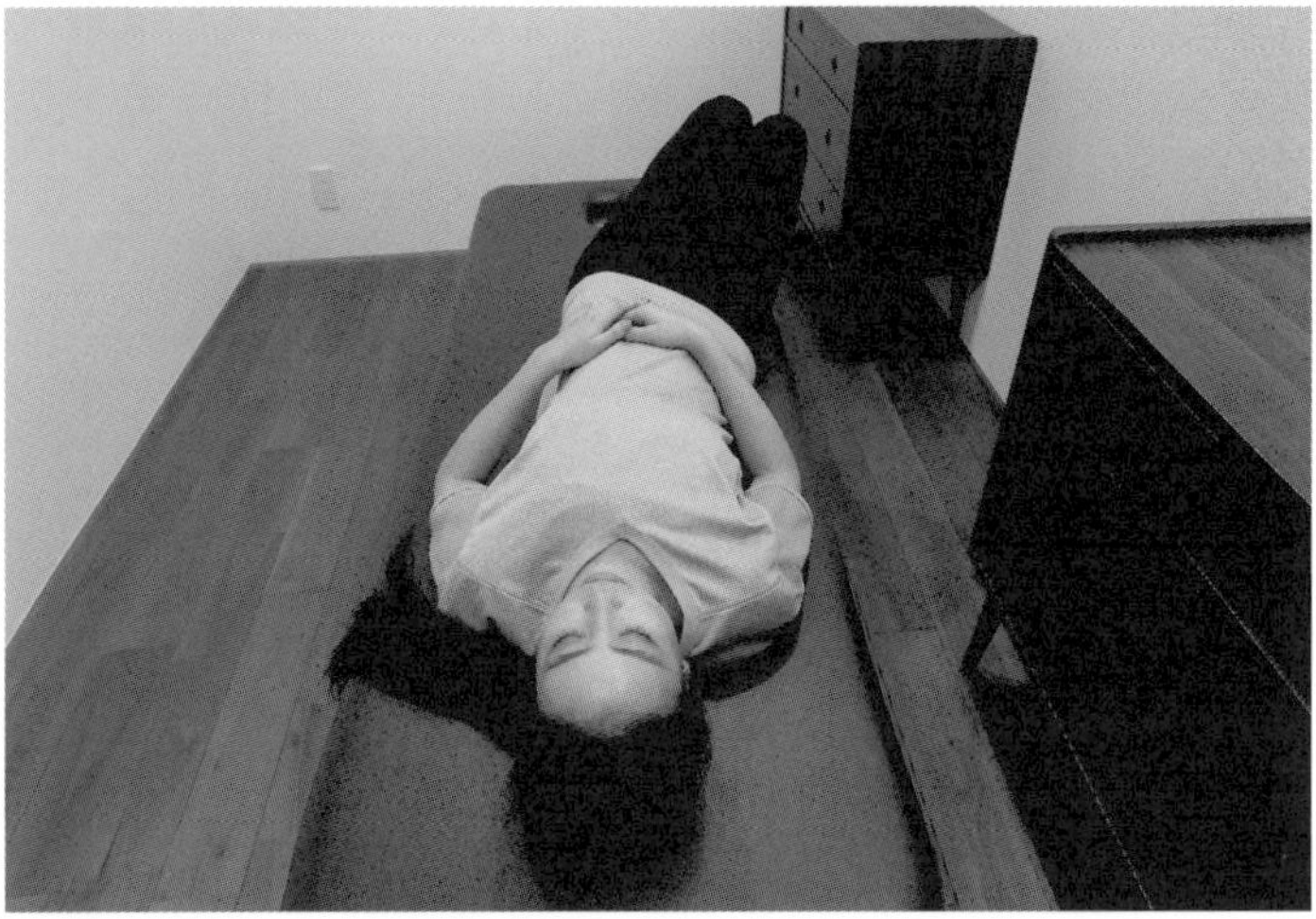

↓反対も同様に。（仰向けで腰捻りストレッチ③）

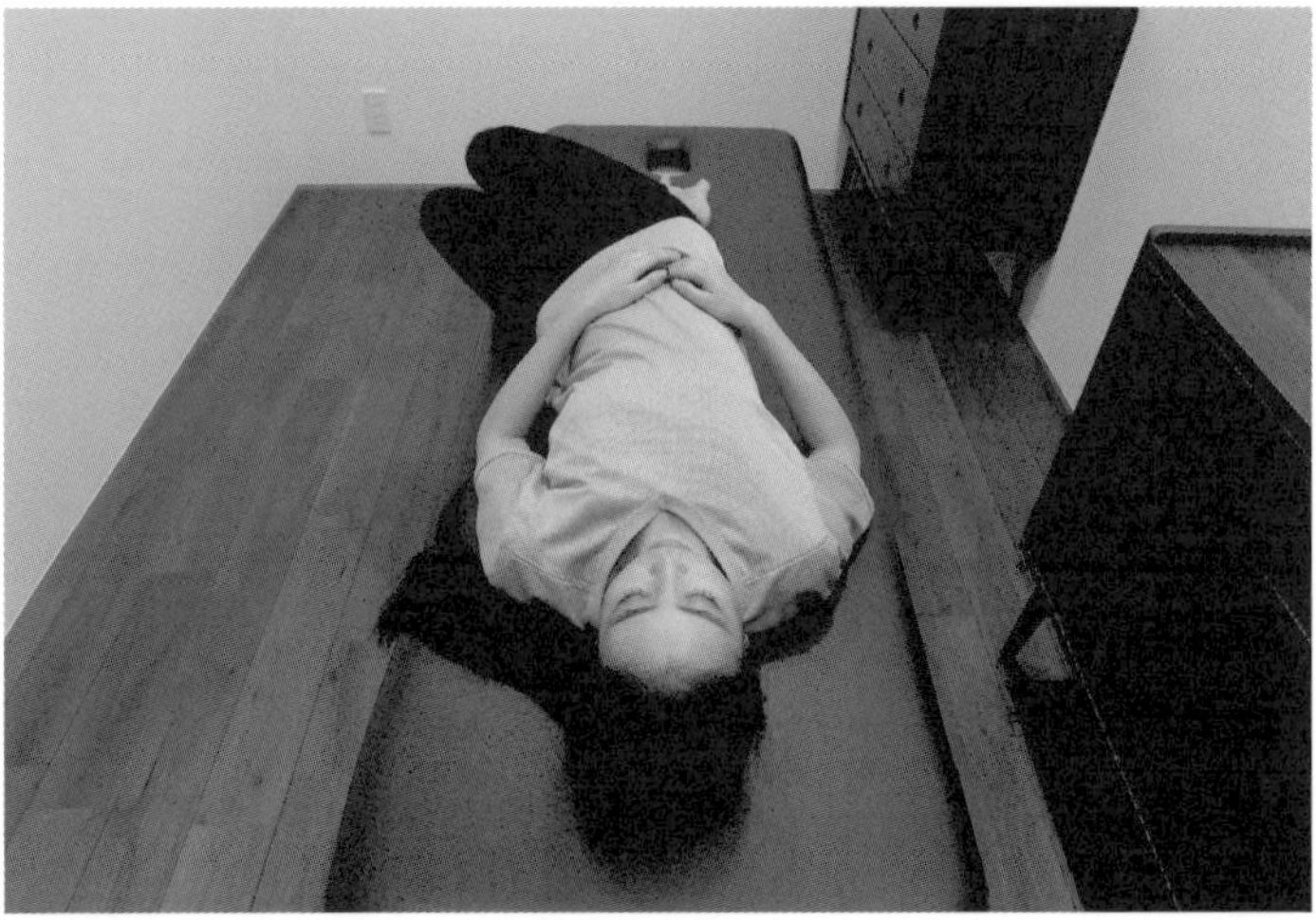

②膝を片方に倒しましょう。上半身は天井に向けたまま動かさないようにします。
③逆側も同様に。

何回か繰り返すことで腰の緊張をほぐすことができます。

●足を制する者は腰を制する

■間接的に腰をほぐす

ここまで紹介した腰のセルフケアは広いスペースが必要なもので、腰に直接施すものでした。

しかし実際腰が痛み出すのは職場などのスペースが確保できない場所。痛みを感じ始めた瞬間に対策をするべきですから、狭いスペースでも行えるストレッチも覚えておきたいですよね。

そこで大事となるのが、腰以外の部分をほぐすことで、腰の痛みを軽減させるという考え方。

腰はいろいろな筋肉と連動しているので、それら連動筋をやわらげることで、腰を良化させることができます。

■まずは股《また》と腿《もも》から

必ずケアしておきたいのが股関節や腿まわりです。「股と腿」にある「外腿まわりのストレッチ」

を実践しましょう。（外腿まわりのストレッチを参照にしてください）

イスに座りながらできるので、仕事中や合間の休憩中にやってみてください。

そのほか、「股と腿」で紹介しているストレッチはできるだけ取り入れてください。

腿の筋肉がほぐれることで、腰の突っ張りも解消され、痛みにくくなります。

あまりにひどい症状だと効果が少ないですが、多くはこのような足へのケアで腰の痛みは取り除かれるでしょう。

腰が痛みだしたら足へのケアを意識する。これだけで腰への負担はだいぶ変わってくるはずです。

●ドローイングで腰を良化

■腹の弱さが腰を圧迫する

腰痛を引き起こす原因の1つに腹筋の弱化があります。

腰とは真反対に位置する腹ですが、実は両者がバランスをとることで健全な身体を築いているのです。

現代は座り仕事が多く、腹筋を使う機会が少なくなっています。自然と腹筋が弱まってしまっている人が増加しているのです。

上半身を支えるのに必要な筋肉量は変わりませんから、弱くなったお腹に代わって、腰が負担

ドローイングでポッコリお腹をスッキリお腹に。

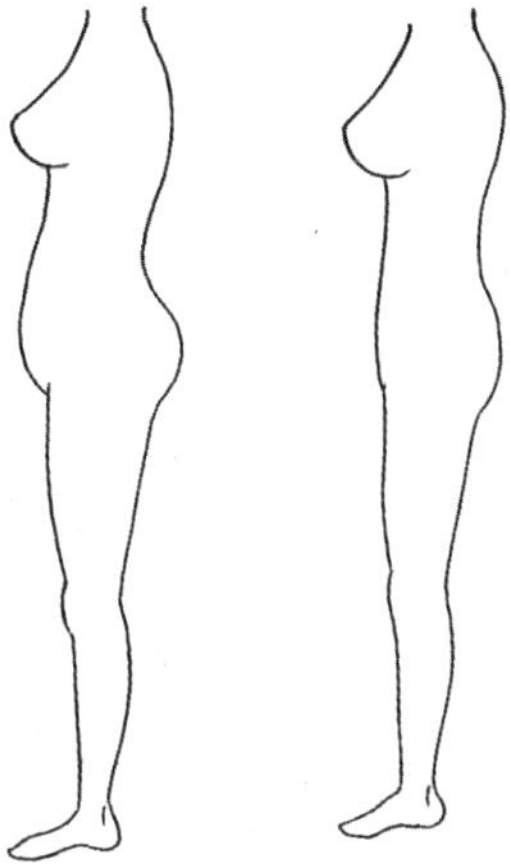

を大きくしているわけです。これが腰痛の原因となっています。

■お腹を改善するドローイング

腰への負担を軽くするために腹筋を鍛えることを習慣づけましょう。

腹筋運動といえば、横になって上半身の起伏を繰り返す運動を連想しますが、腰が脆くなっているときにあれをしたらより悪化を招いてしまうでしょう。

そこでおすすめしたいのが「ドローイング」です。

お腹をへこますだけという簡単な運動。これにさらに腹式呼吸を併用するとより効果があります。

まず大きく空気を吸ってお腹が膨らんでいくのを意識します。次にお腹をへこまして空気を外へと出します。出し切ったらしばらくその状態をキープ、腹筋が充実しているのを感じましょう。

コツとしては常にリラックスした状態でゆっくりと行い、肩が丸まったり上がったりしないようにすることです。

これの繰り返しで腹筋は鍛えられます。激しい運動を必要としないので安心安全なのもよいですね。

■腰以外にもメリット満載

ドローイングは腰の負担軽減につながるだけでなく、腸の活動を活発化したり、筋トレなのでお腹まわりをスッキリさせてくれる効果が期待できます。反り腰の人は症状がやわらぐこともあります。

非常にメリットの多い運動なので、日々のちょっとした隙間時間にぜひ実践してみてください。

●超おすすめ「足を縛る」

■腰に抜群の効果

私も仕事柄、腰を痛めやすい人間です。持ち前の技術や知識を駆使して痛みが出ないように気をつけています。

朝起きても外れていない程度に縛りましょう。

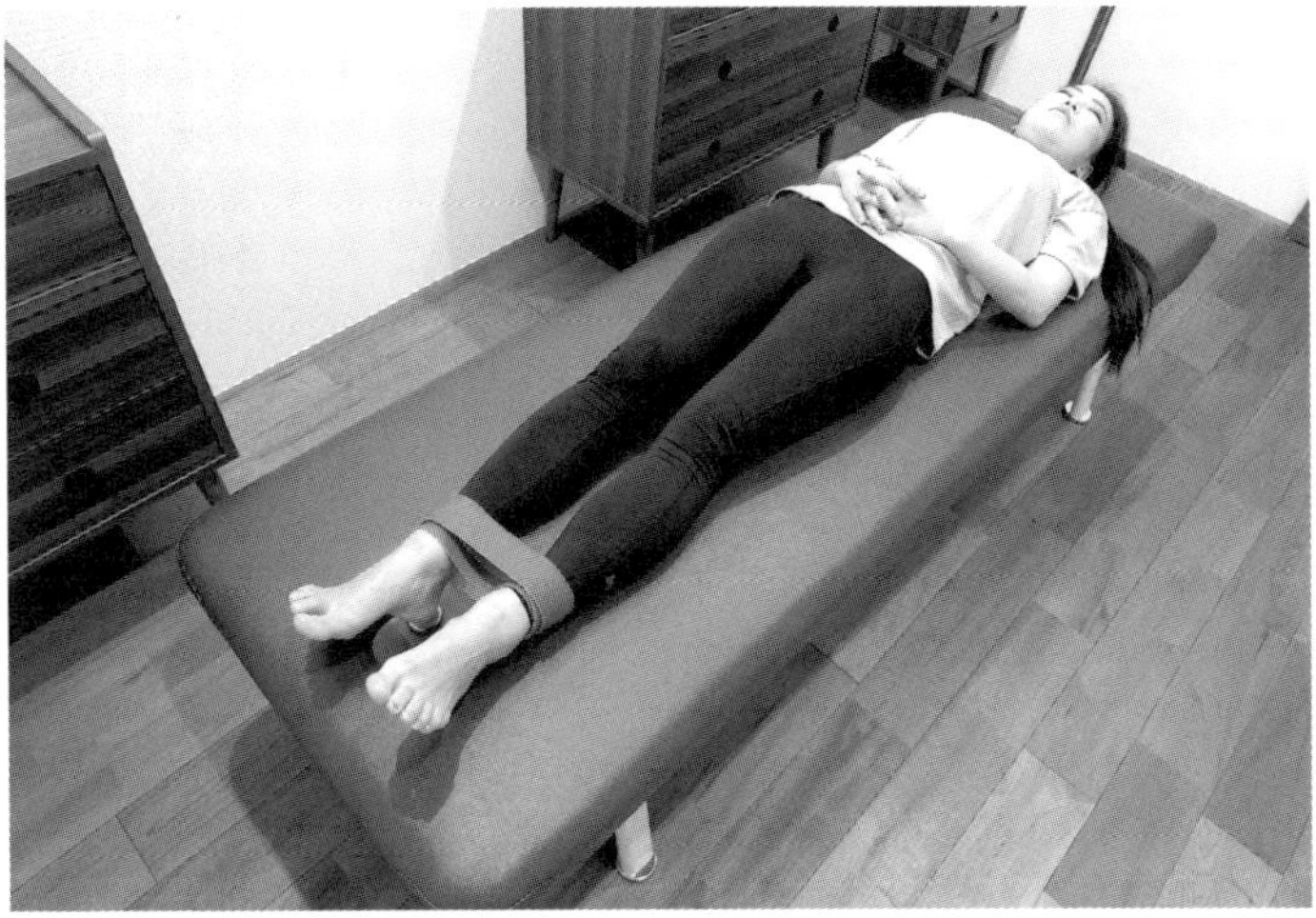

しかし忙しい時期は自分へ意識を向ける時間は減りがち。そんな腰に疲れを溜めていたあるとき、出先で子どもを抱っこしたら腰が「グキッ」。ぎっくり腰をやってしまいました。

やはり身体の要。腰がダメだと何もできないことを身をもって経験しました。以来私は腰により一層の注意を払うようにしています。

私が毎日欠かさずやっている腰痛ケア、それは「就寝時に足を縛る」こと。

この話をすると皆さんびっくりされるのですが、これまでいろいろ試してきた腰ケアで、これほど効果があると感じたものはありません。

正式には膝上、膝下、足首を縛るのですが、なかなか寝付けなかったりしますし、地震や火事といった急事のこともあるので、足首の一ヶ所だけにしておきましょう。これだけでも十分です。

朝起きたとき、腰の重さの違いを感じることができます。

■就寝中も腰は重労働

なぜ足を縛るだけで腰が良くなるのか。

意外と寝ている間も、私たちは腰を酷使しているからです。寝相で足を開いたり、横に体を向けることで、股関節や腰が緊張しています。

例外もありますが足を縛ることで開くことはもちろん、横を向くこともできません。寝てから起きるまでずっと仰向けの真っすぐな姿勢のまま。腰への負担が少ないというわけですね。

劇的な効果を味わって以降、私は昼寝のときもしないと落ちつかないほど、足を縛ることに夢中になっています。旅先でもホテルで足を縛って寝ます。

アドバイスに従って実践してくれている患者さんたちも、口をそろえて「前より楽になった」と喜んでくださいます。慣れるまで時間がかかるかもしれませんが、良い習慣ケアですのでぜひやってみてください。

3 股《また》と腿《もも》

●痛むと辛い股関節まわり

■人体最大の関節

ここでは股関節と腿に関するケアを紹介します。

股と腿をセットにするのは、両者が切っても切り離せない存在だからです。股関節をケアすれば腿のケアにつながりますし、腿の筋肉をほぐすことで股関節の痛みがやわらぐこともあります。

股関節は人体で最大の関節。負担がかかりやすい上に動かす機会も非常に多いので、気づかないうちに疲労はどんどん蓄積されています。

他ではカバーできない大事な部分なので、一度痛み出すと何をするのも辛くなってしまいます。

若い時期に使い過ぎで痛めることは少ないですが、年齢とともに関節まわりが弱まり、違和感や痛みを抱くようになるでしょう。

■急事に備えて日ごろのケアを

代表的な痛みにある通り、股関節付近は急に無理な動作をしたとき痛みが出やすいです。対策としては、日ごろこまめにストレッチして伸ばしておくしかありません。

プロのスポーツ選手も、股関節付近のストレッチは他の部位以上に念入りに行います。このことからも日ごろのケアの重要性がうかがえることでしょう。

股と腿の代表的な痛み

「変形性股関節症」

　先天的なものもありますが、多くは年とともに起こる疾患です。軟骨や関節に変性が起こり、歩行や立ち上がり時に痛みを感じるようになります。

「大腿骨頸部骨折」

　高齢者によく起こる骨折。転倒した際に起こりやすいです。

「鼠径部痛症候群」

　ランニングや蹴る動作、起き上がり時など、腹部に力が入ったときに起こる痛みの症状です。


　突然起こる不測の無理な動きに対処できるよう、股や腿まわりの筋肉は柔軟にしておきましょう。

　とはいえ大きな関節ですから、自宅以外ではなかなかストレッチしにくいという弱点があります。

　次に紹介するストレッチは寝た状態のものになります。それらに加えて、普段の生活で実践したい改善点を紹介します。

●股関節に効くセルフケア

■外腿《そともも》まわりのストレッチ

①イスに座った状態で片足をもう片方の膝上に置き、膝のあたりに手を置き負荷をかけましょう。体は傾けず真っすぐのままです。
　股関節に加え腿の外側近辺を伸ばすストレッチ

座り作業中も問題なければ適度に行いましょう。（外腿まわりのストレッチ）

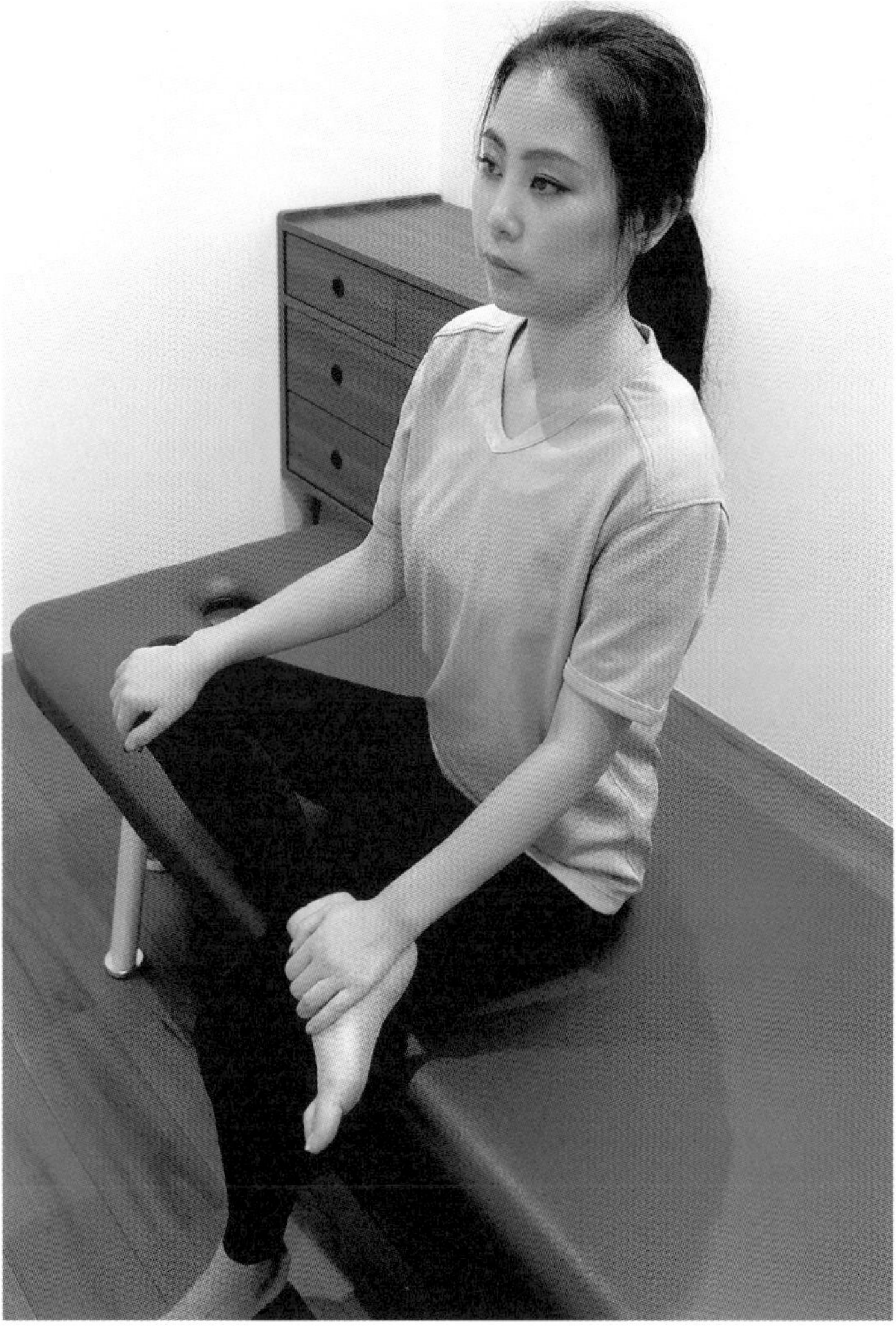

↓この姿勢だけでもけっこう股や腿に効きます。（上半身傾けストレッチ①）

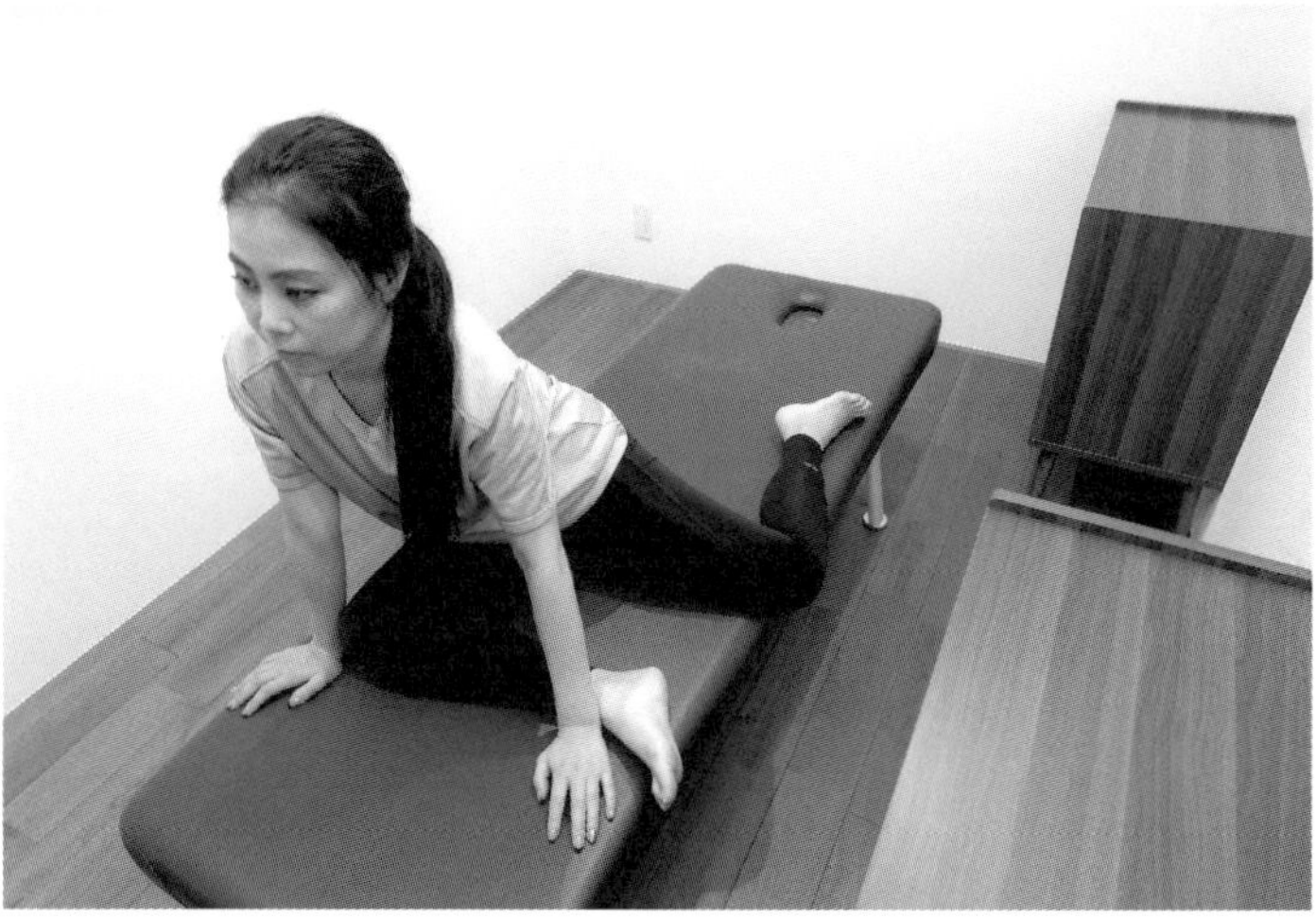

です。座り仕事の合間など適度にやりましょう。気軽にできるので私もよくやる伸ばし運動です。腰への負担軽減にもつながります。

■上半身傾けストレッチ

①写真のように、両足を卍のようなかたちに組みます。
②体を前に倒します。後ろもいけるならやりましょう。
③左右にも倒しましょう。
④反対向きの足でも同様に行います。

股関節や腿の筋肉をのばします。上半身を前後左右方向に傾けてみてください。

■片足を抱えた股関節のストレッチ

①仰向けになり片足を抱えて股関節を伸ばしま

↓できる範囲で前へ。後ろもいけるところまで。（上半身傾けストレッチ②）

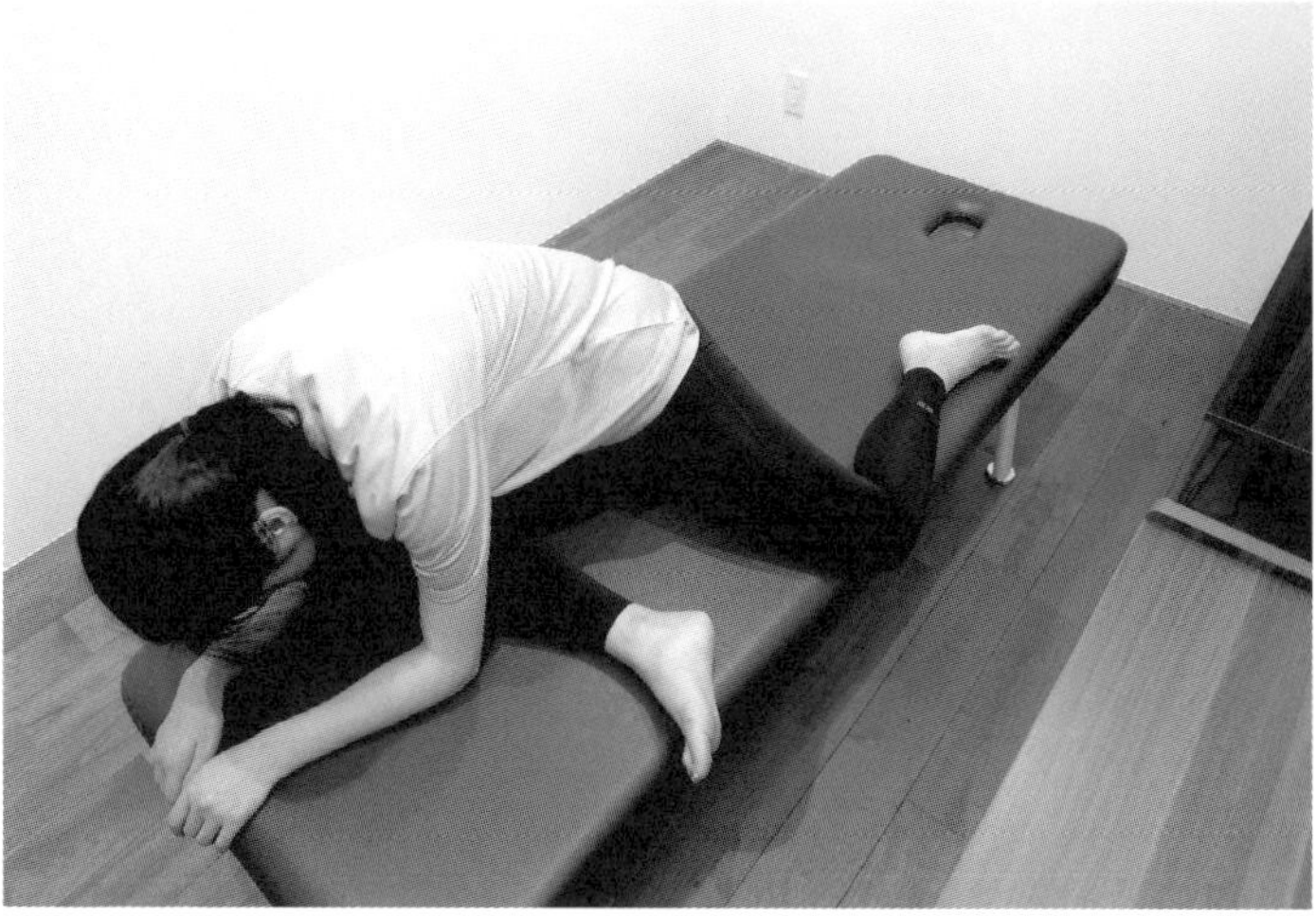

↓左右にも倒します。（上半身傾けストレッチ③）

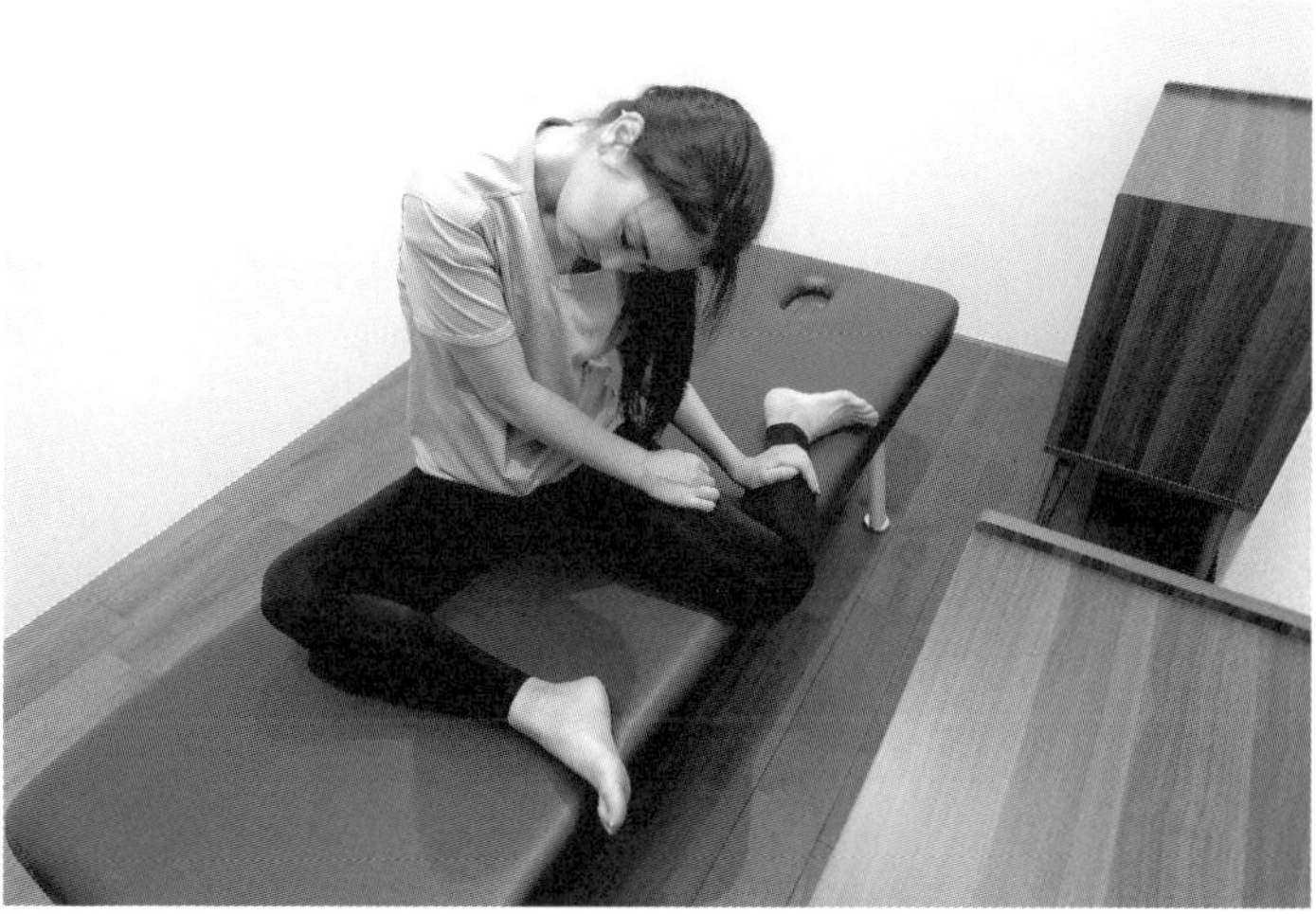

↓反対の足の姿勢でも同様に。（上半身傾けストレッチ④）

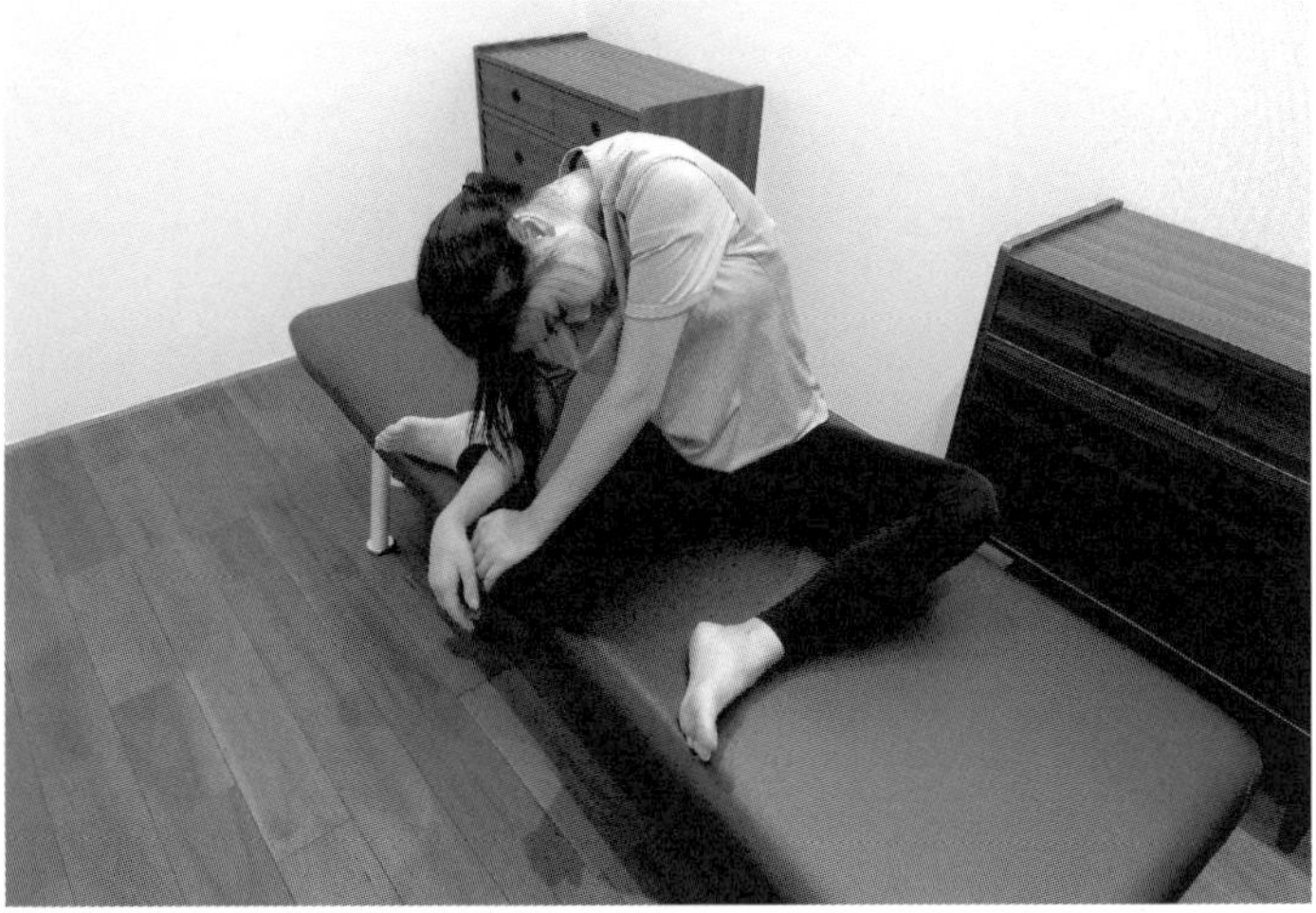

↓張っているところをゆっくり伸ばしましょう。（片足を抱えた股関節のストレッチ①）

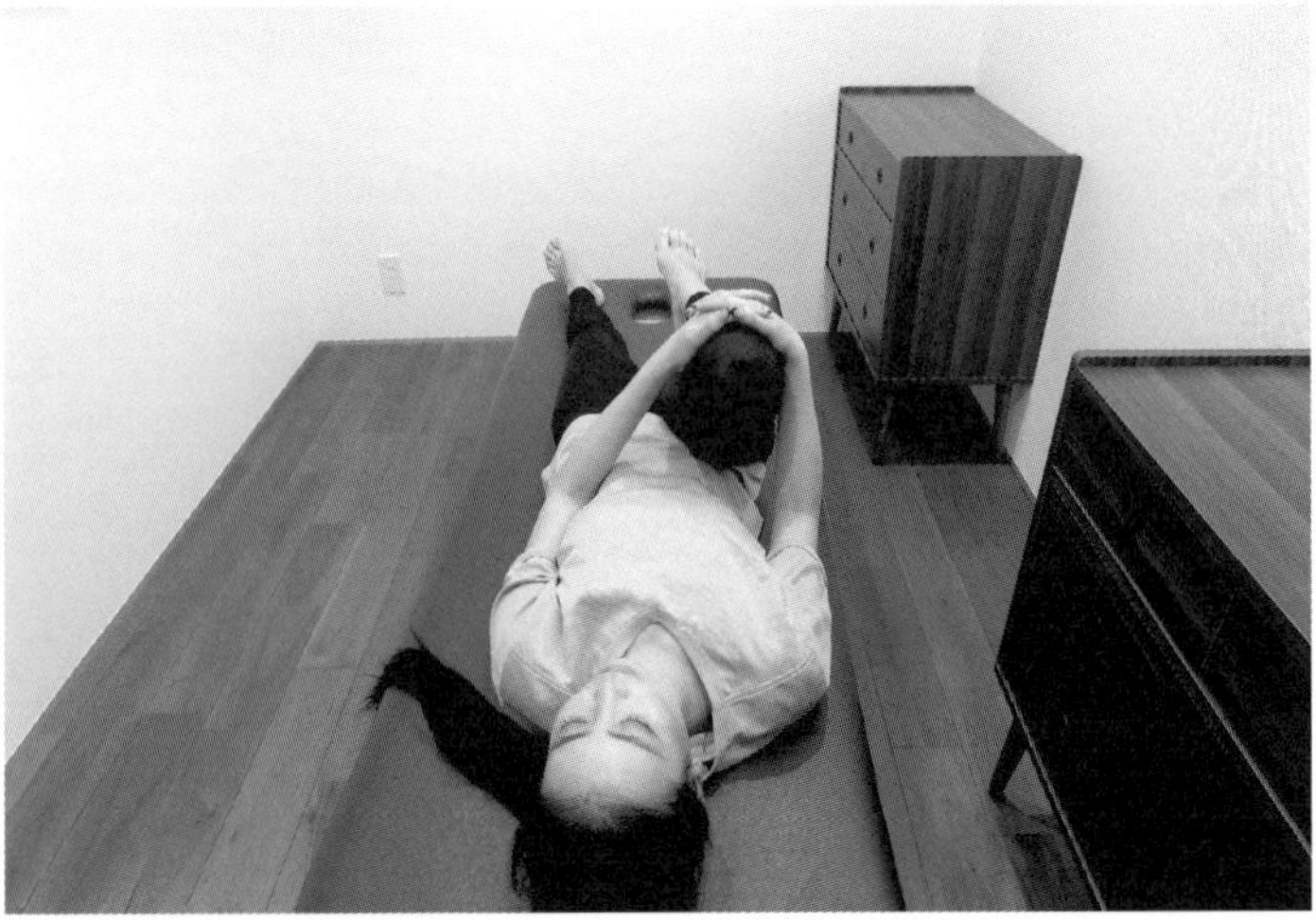

↓膝を横へ。上半身は上を向いた状態をキープ。反対の足も同様です。（片足を抱えた股関節のストレッチ②）

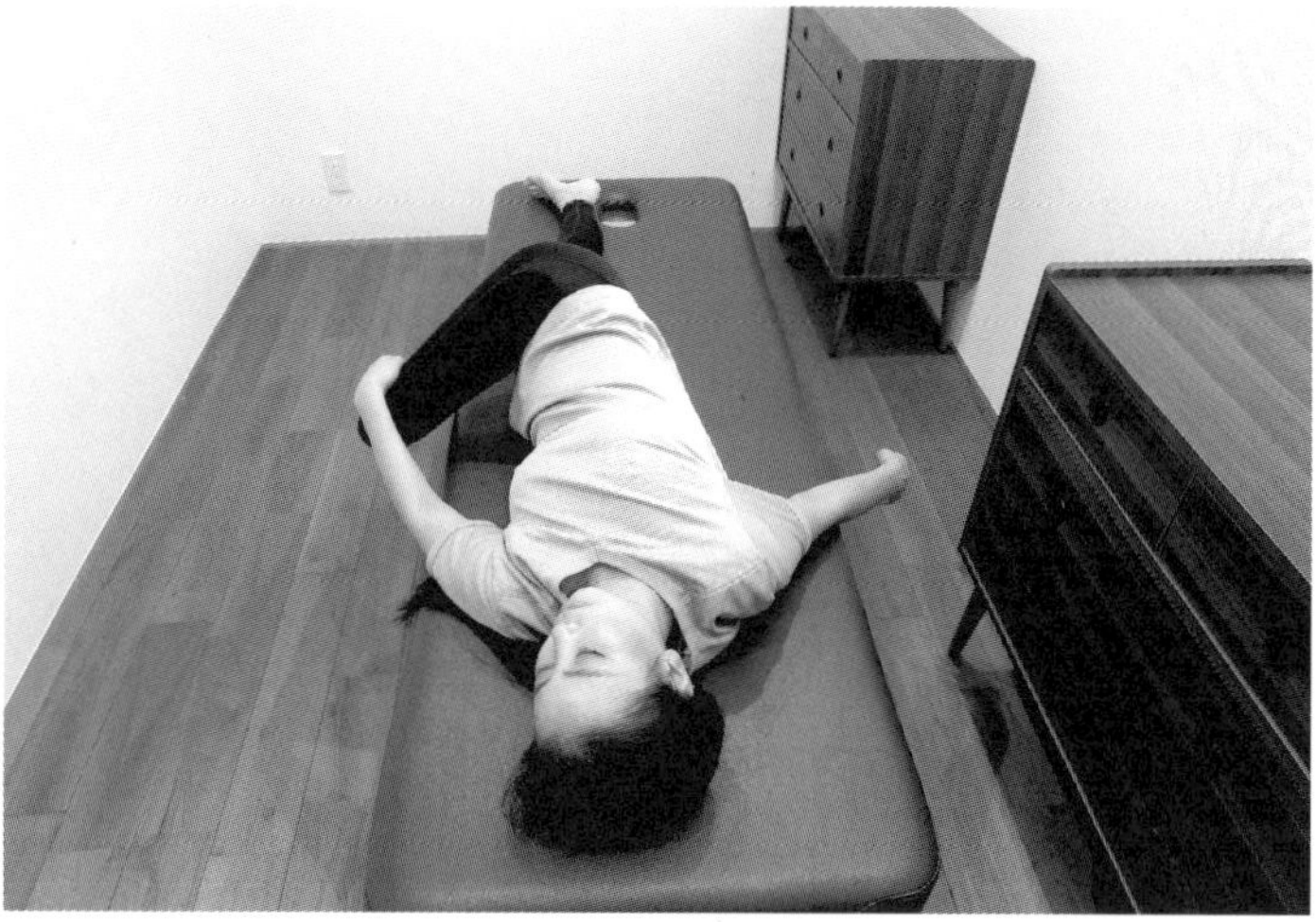

↓膝は９０度くらいで曲げましょう。（片足倒しで股と腿のストレッチ①）

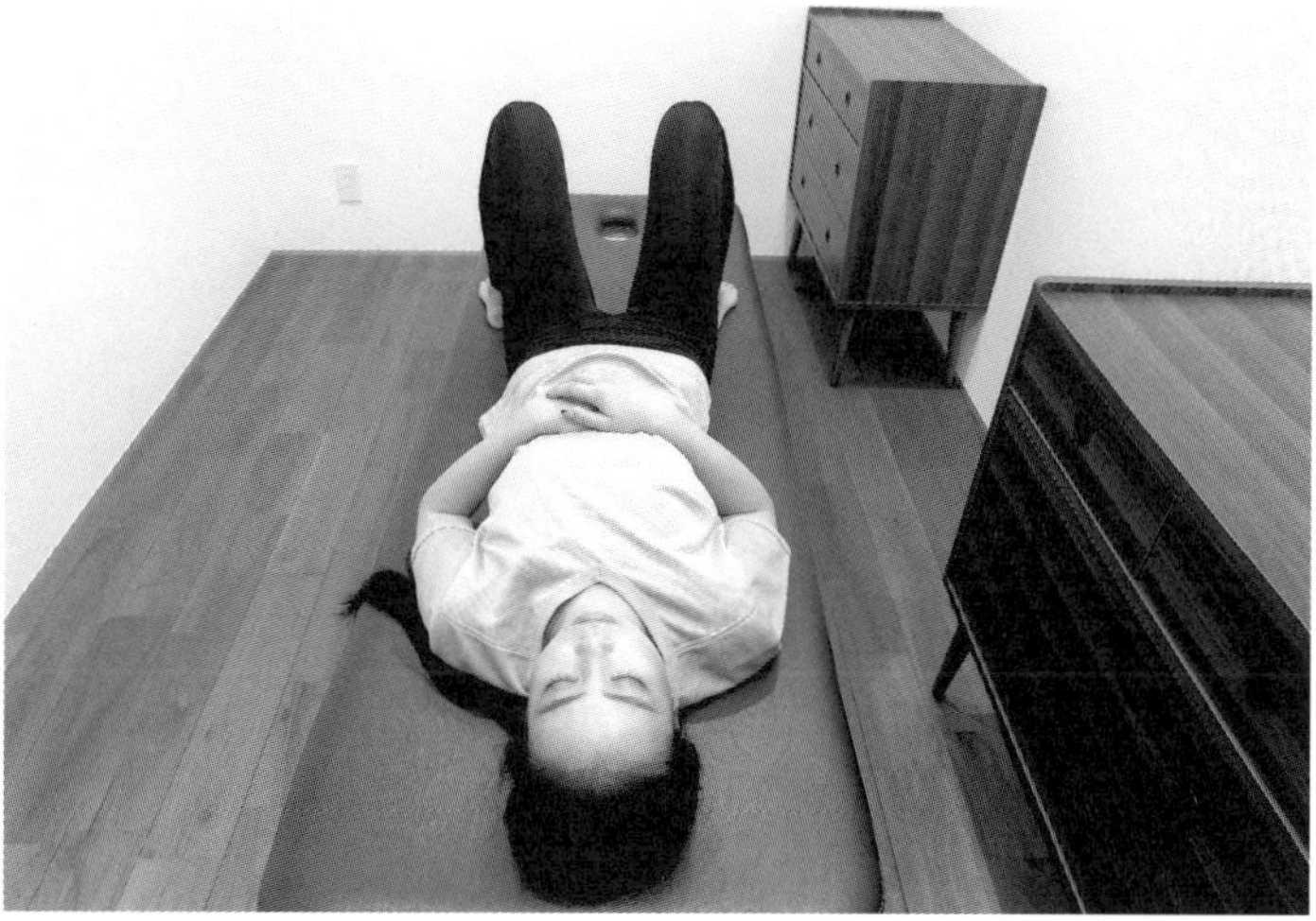

片足を腿の内側へ。（片足倒しで股と腿のストレッチ②）

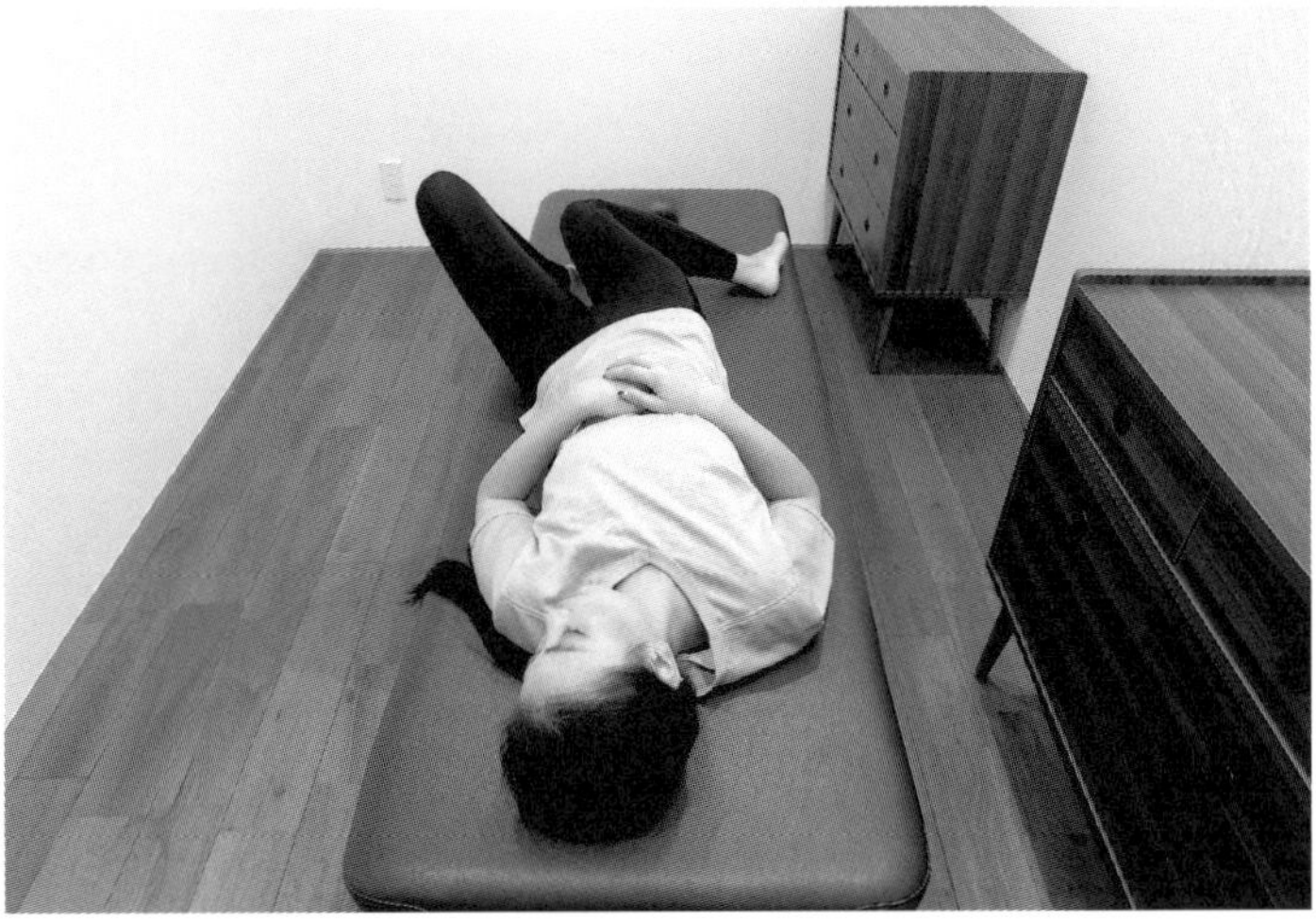

↓反対の足も同じです。（片足倒しで股と腿のストレッチ③）

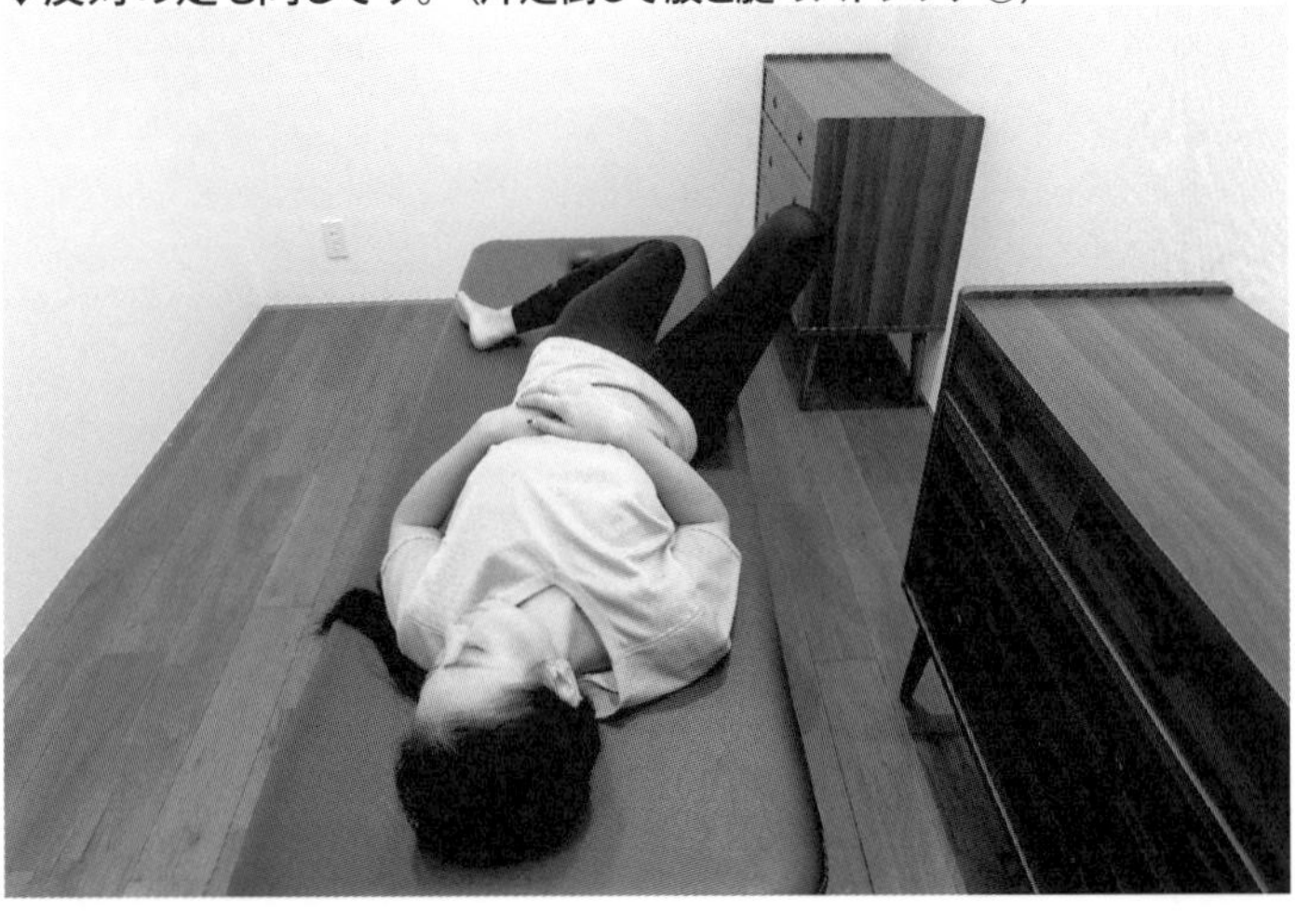

↓このようにべったり床に伏せた状態です。（うつ伏せ上半身起こし①）

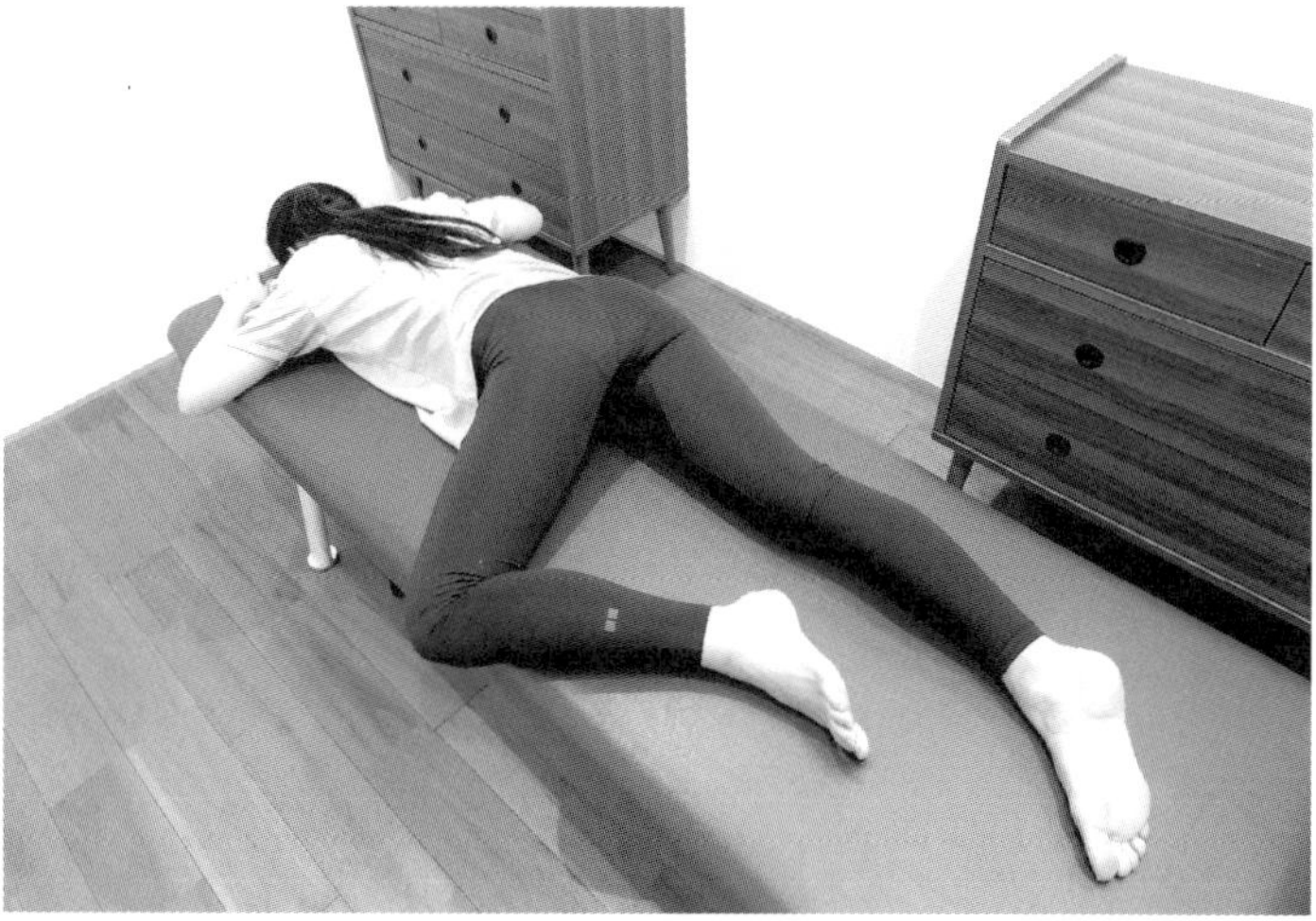

す。

②膝を押さえ横に倒します。上半身は真っすぐ上を向いた状態をキープしましょう。

股関節を伸ばす基本的なストレッチです。

■片足倒しで股と腿のストレッチ

①仰向けになり両膝を立て、足を少し開きましょう。

②片足を股の内側へ倒します。

③逆側も同様に。

こちらも股関節と腿に効くストレッチになります。

■うつ伏せ上半身起こし

①うつ伏せになり、片足をくの字に曲げます。

↓ゆっくり上半身を起こします。（うつ伏せ上半身起こし②）

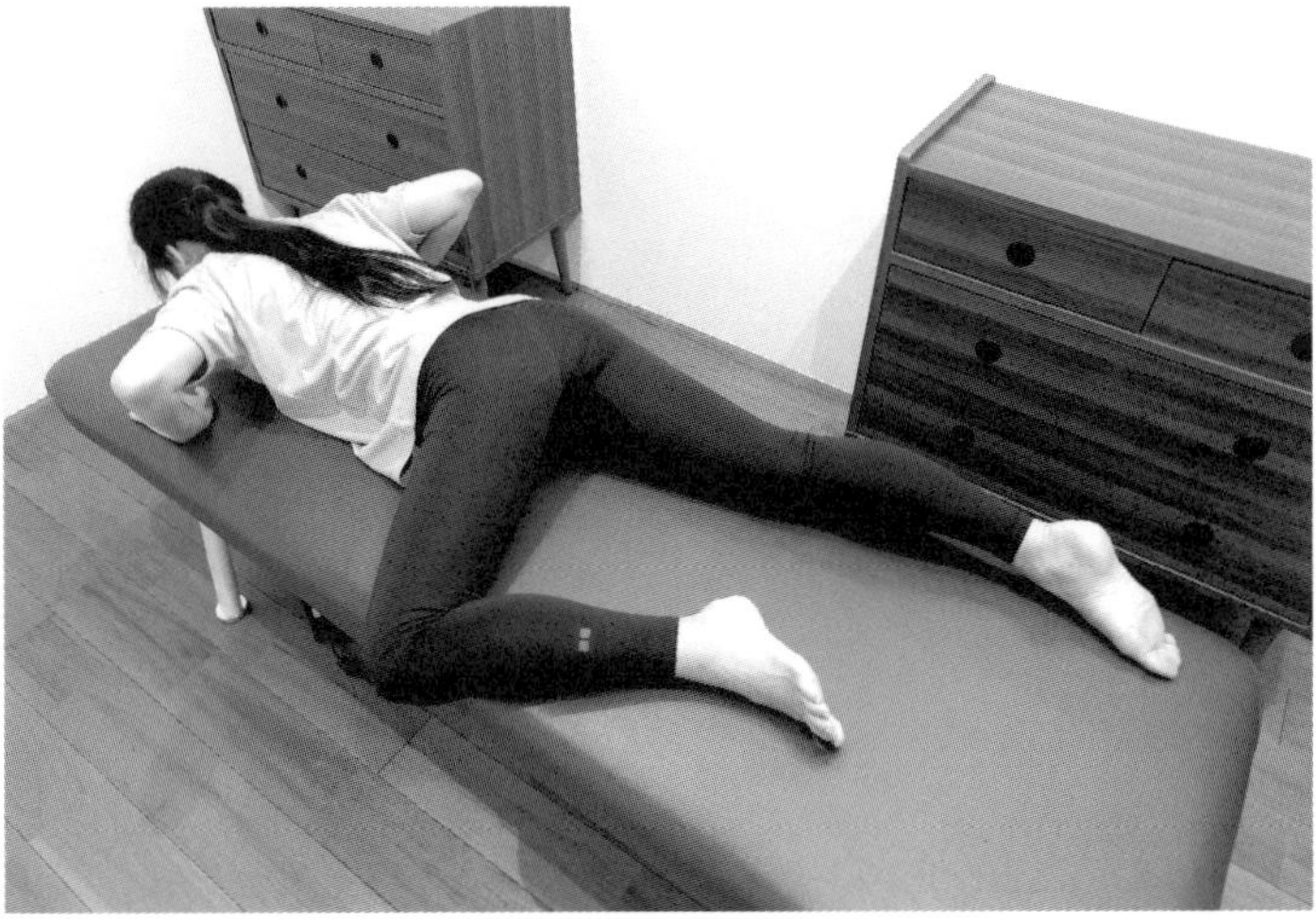

↓限界まで来たらストップ。（うつ伏せ上半身起こし③）

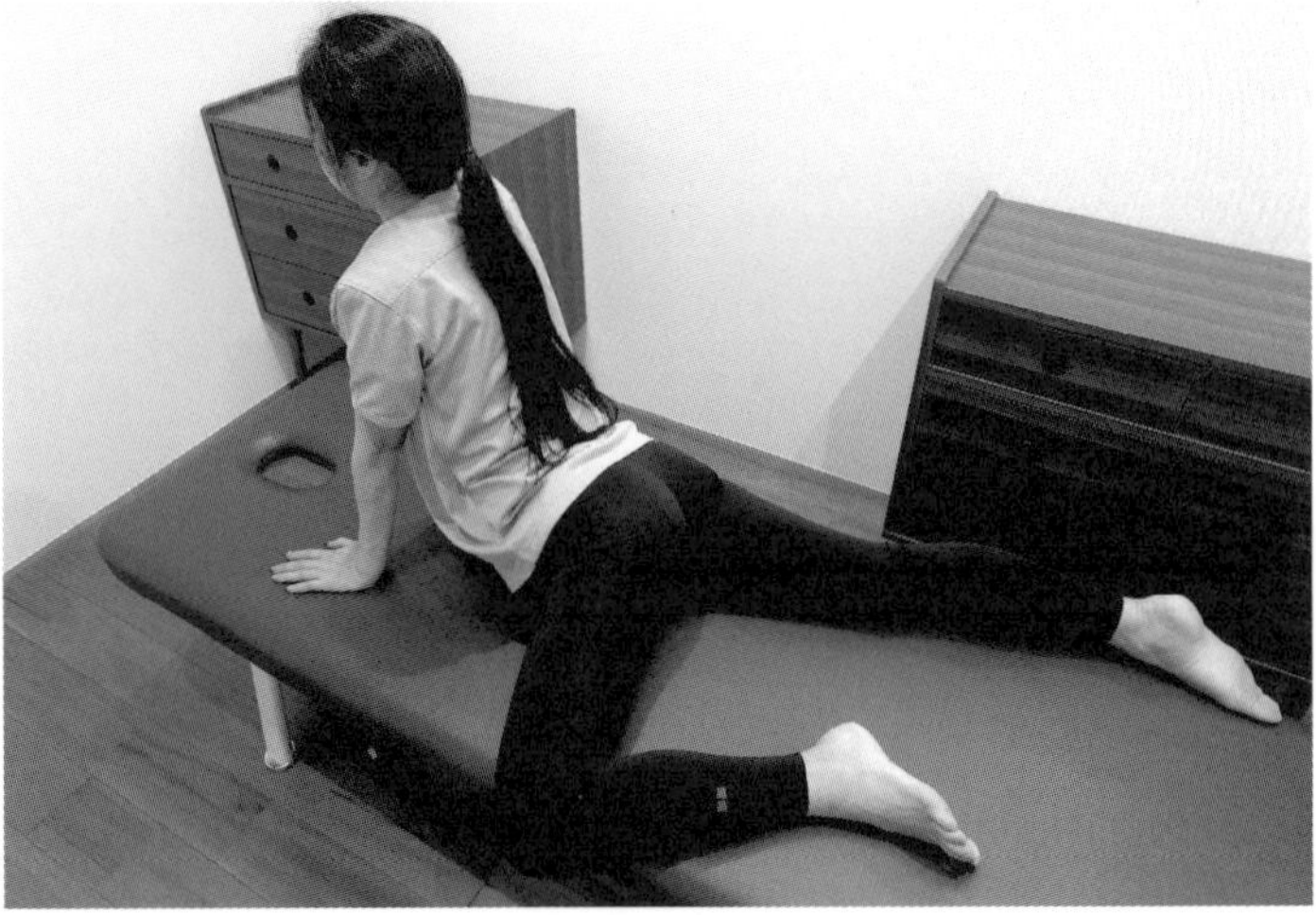

②上半身を起こしていきます。
③いけるところまでいけたらその状態を少しキープ。逆側の足を曲げたパターンも行いましょう。
曲げた足の腿筋肉の外側をほぐすストレッチです。就寝前などに実践して腿の張りをやわらげましょう。

●やめようフラミンゴ

■偏りは禁物

股関節まわりは、2本の足が合流している場所です。

2本の足どちらにも均等に負担がかかっていれば問題ないのですが、私たちは知らず知らずのうちにどちらか一方に体重を偏らせてしまっています。

中でも赤信号は座り姿勢での足組みです。

片足を上げてもう片方の足だけで体重を支える「フラミンゴ」のような姿勢は、片側にかかる負担が非常に大きく、股関節まわりだけでなくいろいろなところの痛みを誘発する原因となってしまいます。

足組みはやめましょう。どうしてもやりたいなら、左右均等に行うことを意識してください。

足組み以外でも、立ち姿勢や荷物を持って歩くときも、偏らないように注意してください。誰でも気を抜けば偏っていってしまうので、「あ、今偏っているな」と気づいて均等になるよう調整してあげることが大切です。

ちなみにフラミンゴもどちらか一方だけの足を使い続けているわけではありません。バランスよく足を入れ替えて立っています。冷えた足を羽毛にしまって暖めているのだとか。

■貧乏揺すりで応急処置

股関節や腿への過度な負担が痛みとして出る前に、筋肉が張っているなと感じたらやってほしいのが貧乏揺すりです。

刺激が股関節まわりに伝わり、筋肉の緊張を取ることができます。

貧乏揺すりは少し恥ずかしいかもしれませんが、周りに見られないようこっそりやってみてください。

これだけでもだいぶ股と腿の疲れの質は変わってきます。

さらに付け加えておくと、貧乏揺すりはイライラしているときにやってしまいがちですが、ストレスの解消によいため、無意識に揺するそうです。

また、運動によって足の冷えが取れたり、むくみの解消にもつながるのだとか。名前とは裏腹にいいこと尽くし、ぜひやってみてください。

第4章

肘・手首・指

1 肘

●スポーツや肉体労働で傷めやすい肘

■酷使による炎症がほとんど

肘は足腰など体の主軸からは外れるので、体重の負荷は少ないですが、使う頻度が高いので、一度痛みが出るとなかなか改善しません。

使い過ぎによる炎症が痛みのほとんど。スポーツや肉体労働、重たい物を持ったり、手を頻繁に動かす仕事の人が痛みに悩まされやすいです。家事をこなす方も痛みを抱えて治療へいらっしゃることがよくあります。

■伸筋と屈筋を適度にほぐす

炎症を防ぐには腕を休める時間をきちんと確保すること、作業や運動の前後でしっかりストレッチを行うことです。

肘関節と連結する筋肉には大きく伸筋と屈筋の2種類があります。そのどちらもケアし疲れを

肘の代表的な痛み

「上腕骨内側上顆炎（ゴルフ肘）」

　肘の内側の腱が炎症を起こしたときによる痛み。ゴルフなどのスポーツをしすぎると発症することがあります。

「上腕骨外側上顆炎（テニス肘）」

　肘の腱の付着部にストレスがかかり炎症を起こし、手首を曲げることにより腕の外側が痛くなります。

「変形性肘関節症」

　長く肘に負担をかけることにより、軟骨が減ったり骨が変形する病気です。


取ってあげることで、ケガの予防につながります。

　肘の痛みに悩まされやすい方は、次に紹介するセルフケアストレッチを実践してみてください。

●肘に効くセルフケア

■壁を使って腕の屈筋ストレッチ

①写真のように自分より少し高い位置の壁に手を置きます。
②肩を前に入れましょう。
③手の位置は変えず、いけるところまでいきましょう。
　壁を支点にすることで腕を気持ちよく伸ばすことができます。主に腕の内側の筋肉（屈筋）のほぐしに効きます。

↓壁の少し高いところに手を置きます。（壁を使って腕の屈筋ストレッチ①）

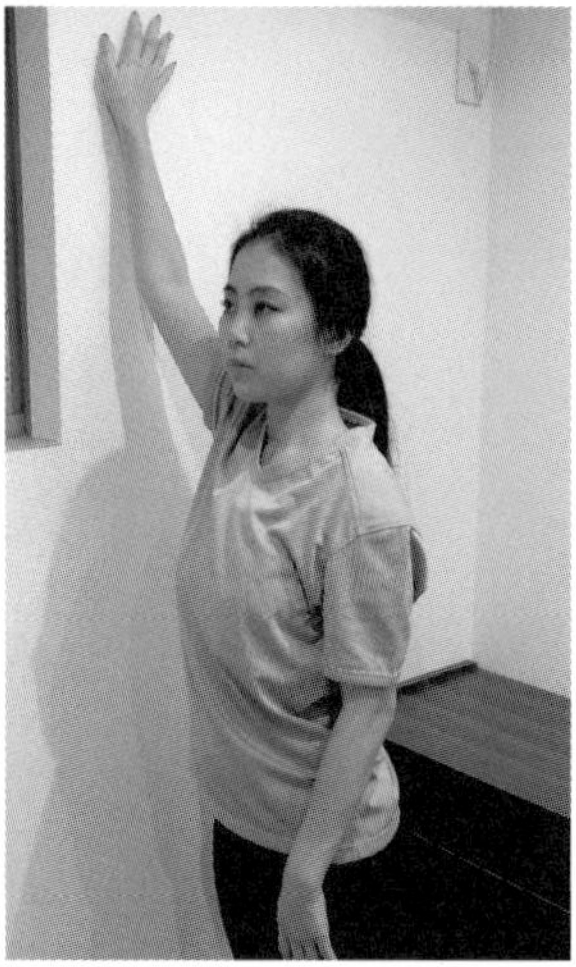

↓肩を前に入れていきます。（壁を使って腕の屈筋ストレッチ②）

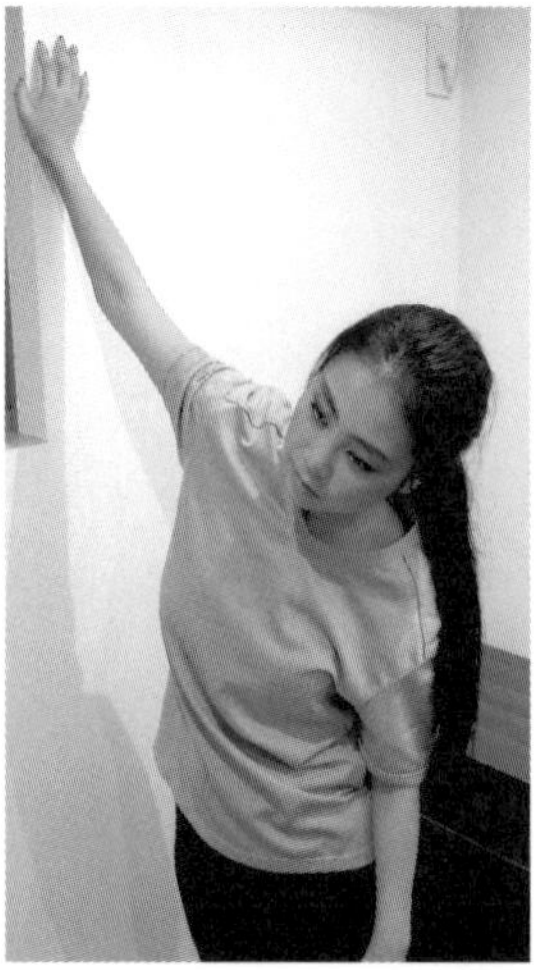

↓手は動かさず、いけるところまで。（壁を使って腕の屈筋ストレッチ③）

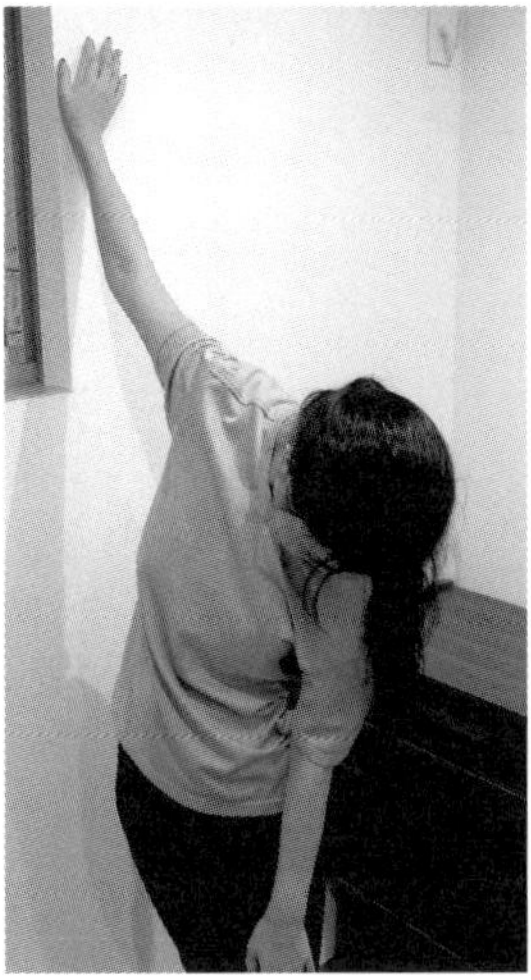

↓腕の外側全体を壁に付けましょう。（壁を使って腕の伸筋ストレッチ①）

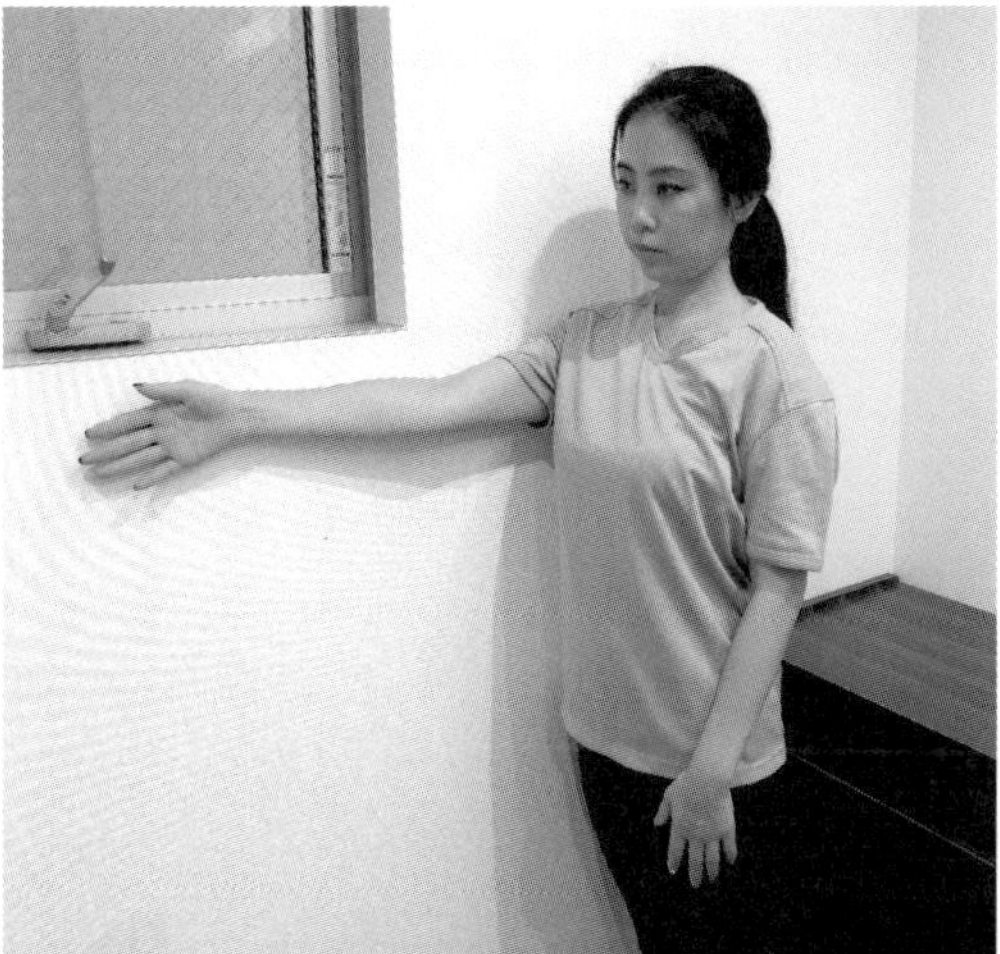

↓少しずつ体を壁に寄せていきます。（壁を使って腕の伸筋ストレッチ②）

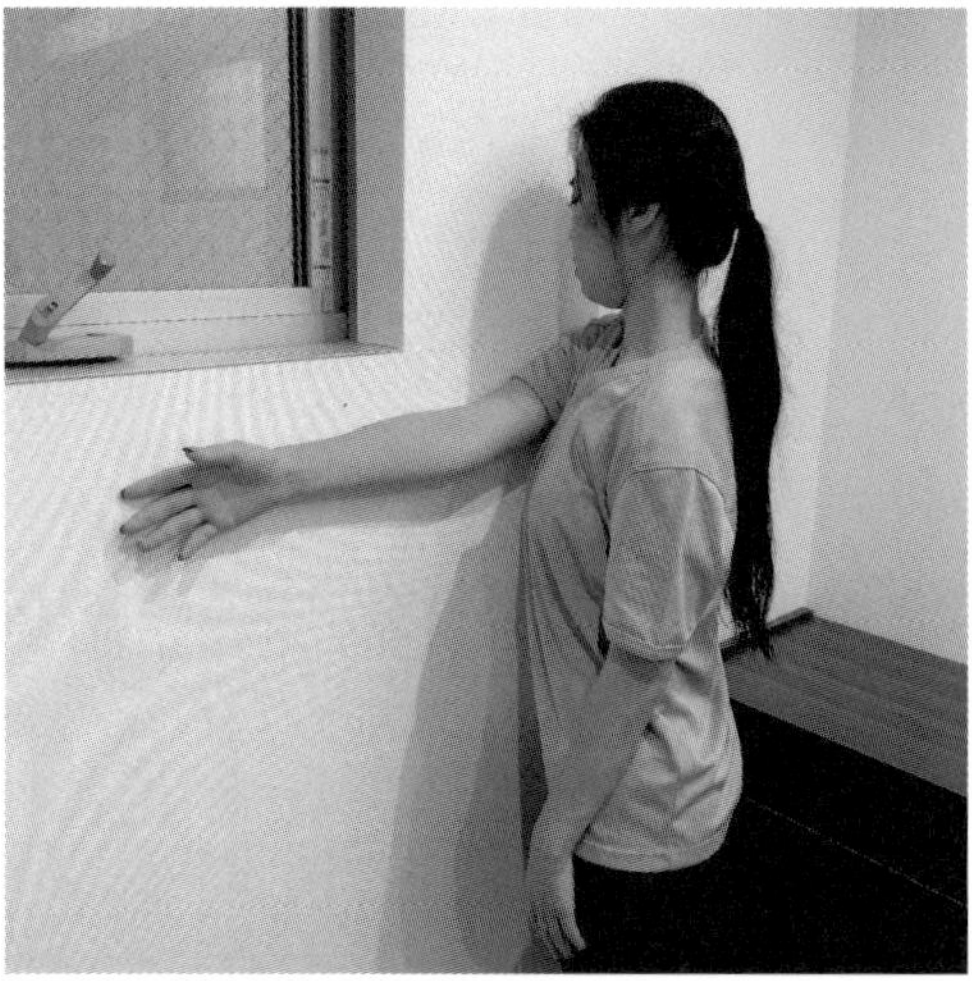

↓いけるところまできたら少しキープ。（壁を使って腕の伸筋ストレッチ③）

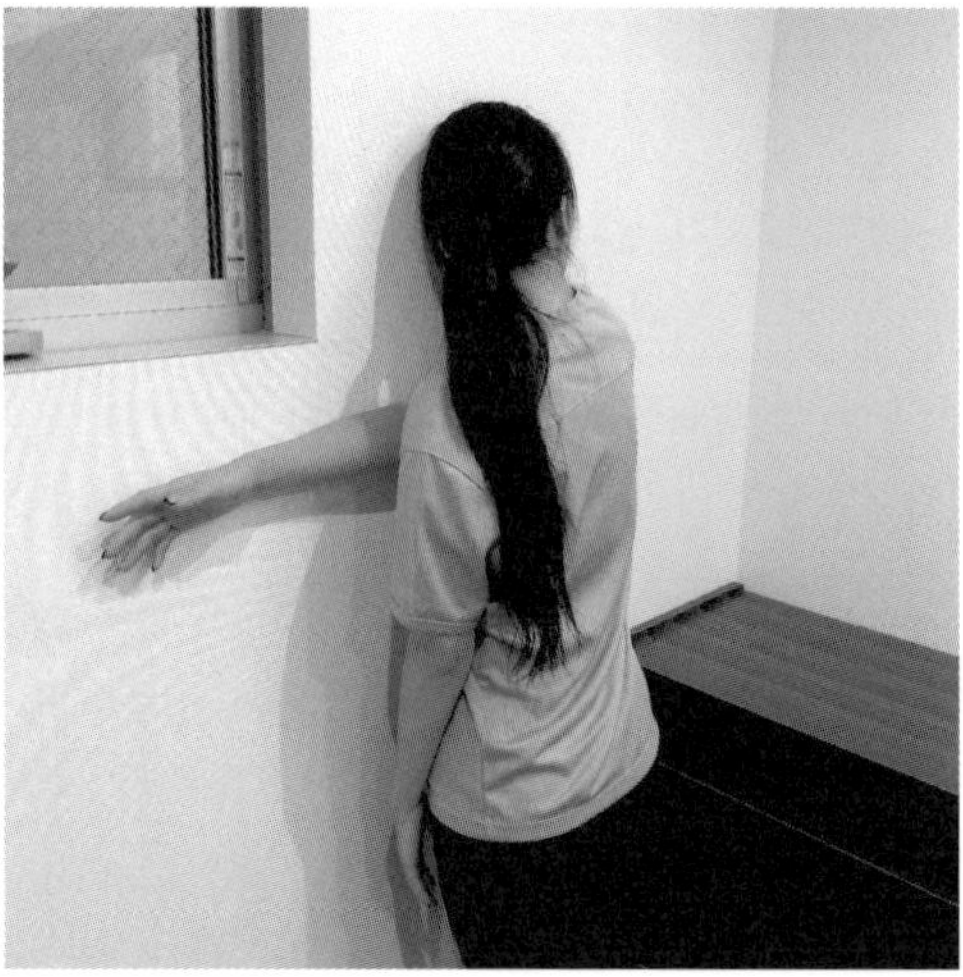

■壁を使って腕の伸筋ストレッチ

①写真のように自分と同じくらいの高さで、手の甲を壁に付けます。
②少しずつ壁に体を寄せるようにして、体の角度を変えていきましょう。
③いけるところまで、無理なく腕の筋肉を伸ばします。

主に腕の外側の筋肉（伸筋）に効くストレッチです。

■手首のストレッチも効きます

手首の項目で紹介している「手首の屈筋ストレッチ」「手首の伸筋ストレッチ」も肘に効くストレッチです。そちらもあわせて参考にしてください。

2　手首

●誰もが経験する手首痛

■手首は酷使しやすい

現代は大がかりで体全身を使う仕事よりも、手先だけの細かい仕事が増えている傾向にあります。体の特定の部位に負担をかける分、一部に集中的に疲れが溜まりやすく、痛みが出やすいということです。

パソコンやペンでの作業を長時間続ける人に多いのが手首痛。肉体労働や育児でも手首は酷使しやすいので痛みを抱えている人はいます。

■腱鞘炎に苦しむ人は多い

手首の痛みの代名詞といえるのが腱鞘炎。手を過剰に使う作業をしていたら誰もが悩まされることでしょう。

腱鞘炎の悩みどころは、一度やってしまうと治りにくい点です。手首は日常生活の中で使わないことのない部分。痛んでいる間も仕方なく使い、痛みを感じながらも生活を送り、手首に負担をかけ続けます。この悪循環が治療を長引かせてしまうのです。

治療しても再発するケースが多いのも悩みもの。ですから少しでも手首に違和感があったらケアしてあげてほしいです。

またホルモンバランスも手首に大きく関係しています。産後のお母さんはホルモンバランスが崩れてむくみやすく、抱っこで手首を使うため腱鞘炎になりやすいのです。

手首の代表的な痛み

「腱鞘炎」

　手を酷使しすぎると腱と腱鞘との間が狭くなり、摩擦で炎症が起こります。

「変形性関節症」

　手首の変形性によって起こる関節の痛み。老化や使い過ぎが主な原因です。

「手根管症候群」

　手首の一部分である手根管において、正中神経という神経が圧迫されると起こる痛みです。

「肘部管症候群」

肘の尺骨神経に圧迫や牽引が加わって生じる神経の障害です。

「ガングリオン」

　摩耗の多いところにできるゼリー状の腫瘤が、手首の神経を圧迫することで起こる痛みです。


　このように、手首の痛みはすべての人が通る道。日ごろの簡単なケアを定着させて、凝りや痛みを増幅させないよう取り組みましょう。

●手首に効くセルフケア

■手首の屈筋ストレッチ

①写真のように手を机の上などに置き、矢印方向へ捻っていきます（左手は反時計回り、右手なら時計回りです）。この状態を少しキープして屈筋を伸ばしましょう。

　手首の内側の筋肉（屈筋）を伸ばすストレッチです。肘のストレッチにもなります。

↓左手の場合は反時計回りで写真のような状態をキープします。（手首の屈筋ストレッチ）

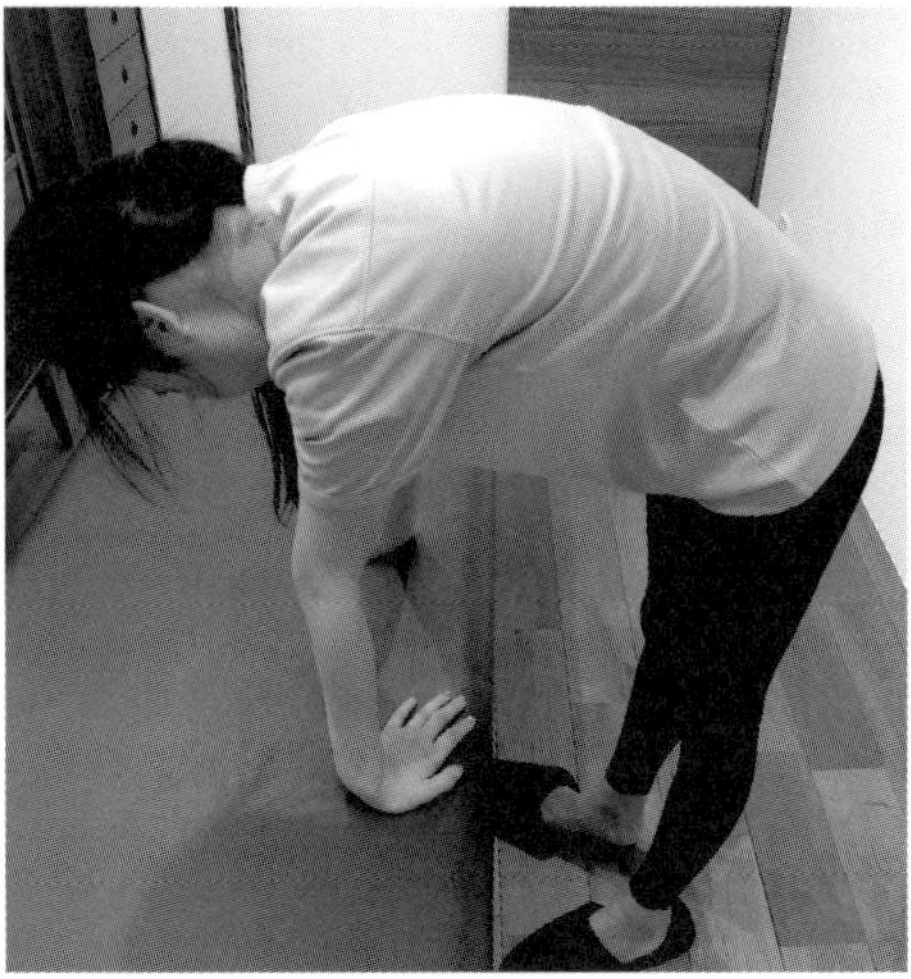

↓左手の場合は時計回りで写真のようになります。
手を良く使う人ほど効きます。（手首の伸筋ストレッチ）

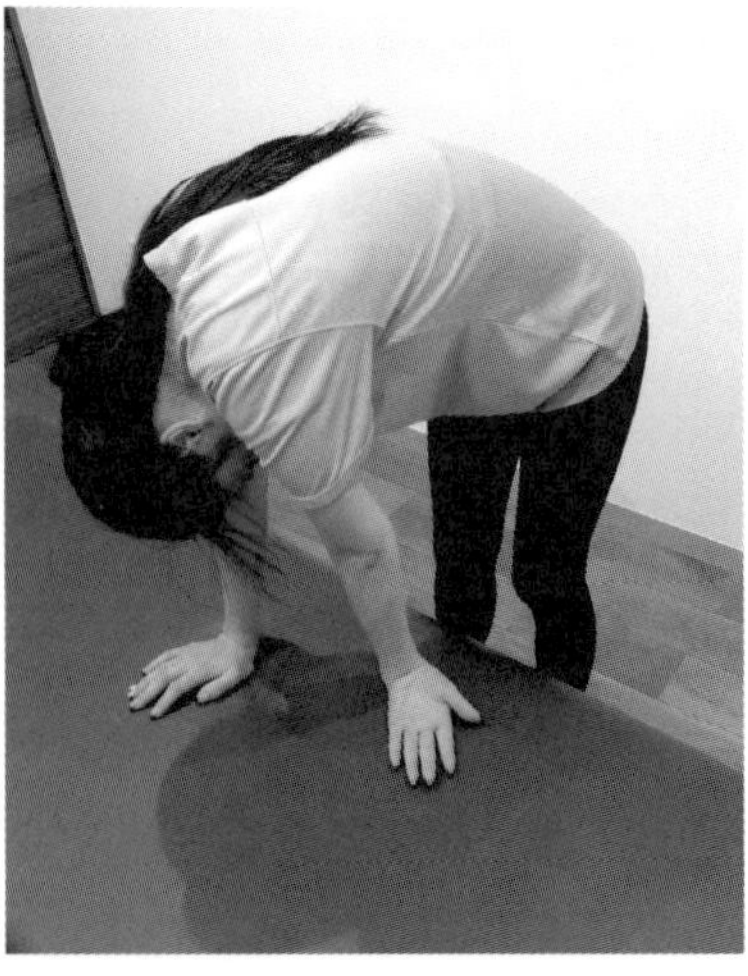

■手首の伸筋ストレッチ

①写真のように手のひらを返して机の上などに置き、矢印方向へ捻ります（左手は時計回り、右手なら反時計回りです）。手が外側を向いたところで止め、そのまま体重を少しかけましょう。

手首の外側の筋肉（伸筋）を伸ばします。手をグーにするとさらに効果的ですが、無理はしないでください。こちらも肘のストレッチとしても効きます。

3　指

●指は知らぬ間に酷使されている

■軽視される指

指は普段当たり前のように動かすところなので、あまり疲れや痛みを意識することはないようです。私が長年治療に携わって、指を徹底してケアしている方とは出会えたことがありません。

しかし私のアドバイスを受けて指ケアの重要性を理解し、その後実践することで、指先だけでなく肩や首も改善した方が大勢いらっしゃいます。

指の代表的な痛み

「つき指」

　指先から長軸方向に力が加わって起こる外傷。

「バネ指」

　指の屈伸の使い過ぎによる炎症。

「変形性関節症」

　体質や遺伝で起こることも多いが、多くは使い過ぎで起こる、指の変形による関節の痛みです。


これは、指や手を使い過ぎると硬くなり、その影響で首や肩へ余計に負担がかかり、広く痛みを伝播させてしまうからです。

目立たない存在かもしれませんが、指は体調を司る重要な部位なのです。

■指先で体のバランスケア

指先ほど繊細で、なおかつ体の健康を掌握した部位もないのではないでしょうか。

手にはたくさんのツボがあり、押すだけでも体の不調を取り除けるといわれるくらいです。

緊張しているときに指を揉むと自然と気持ちがほぐれます。

これは私の経験談ですが、乗り物酔いのときに指を動かしたら症状が軽減しました。

このように指の緊張や疲れを解くことは、体のトータルケア、自律神経を整えてくれる働きがあります。

■常に猫背

指は常に酷使されています。

パソコンをしているときもスマホをしているときも。物を握るのも運ぶのも使うのもすべて指が絡んでいるのです。食事のときでさえ指の休まる時間はありません。

使用中の指は屈筋（指の腹側）方向にかがんでいる、いわば猫背の姿勢をとっています。

ですから伸筋（指の背側）が緊張しっぱなしで疲れがたまっています。これを解放してあげるのがケアのコツです。同時に、屈筋を伸ばしてあげることも大切です。

●指に効くセルフケア

■指反らしストレッチ

①親指をもう片方の手でつかみ後ろへ反らします。

②人差し指以降も同様に。

オーソドックスな指の柔軟体操です。パソコン作業などで凝り固まった指の筋肉、主に伸筋をほぐしましょう。

■指の股ほぐし

①指と指の間にもう片方の拳を挟んで指の股《また》関節周辺をほぐします。

↓まずは親指から反らします。（指反らしストレッチ①）

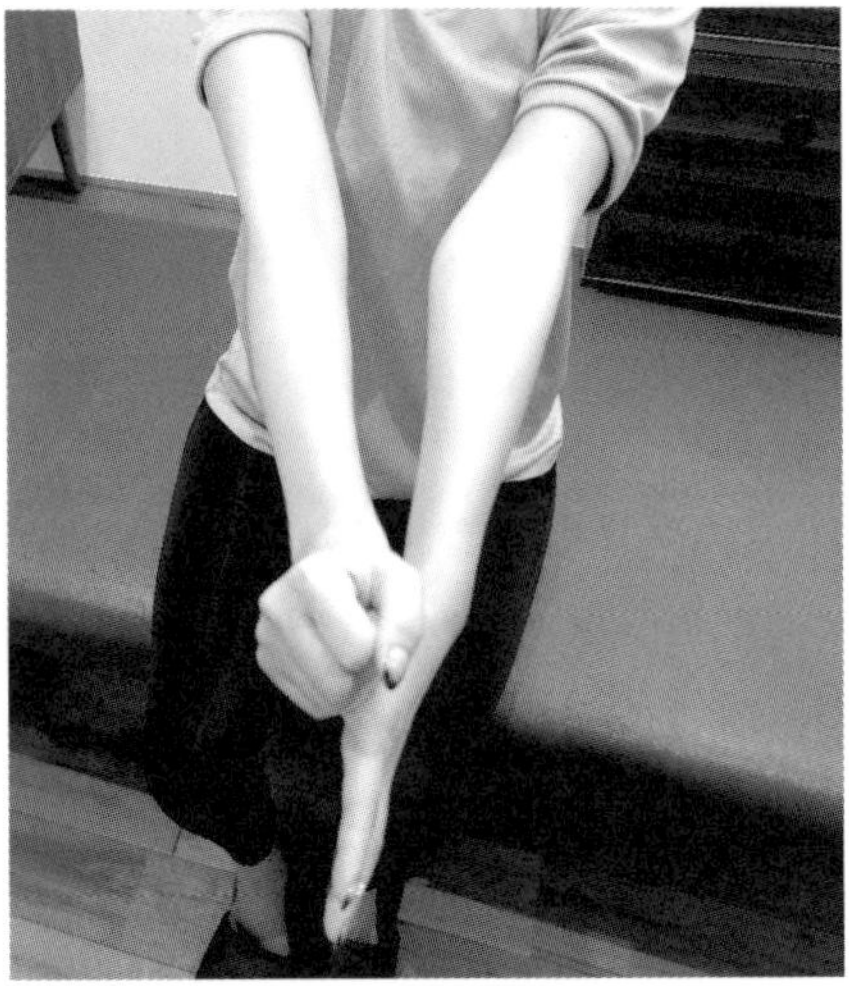

↓人差し指以降も同様に。（指反らしストレッチ②）

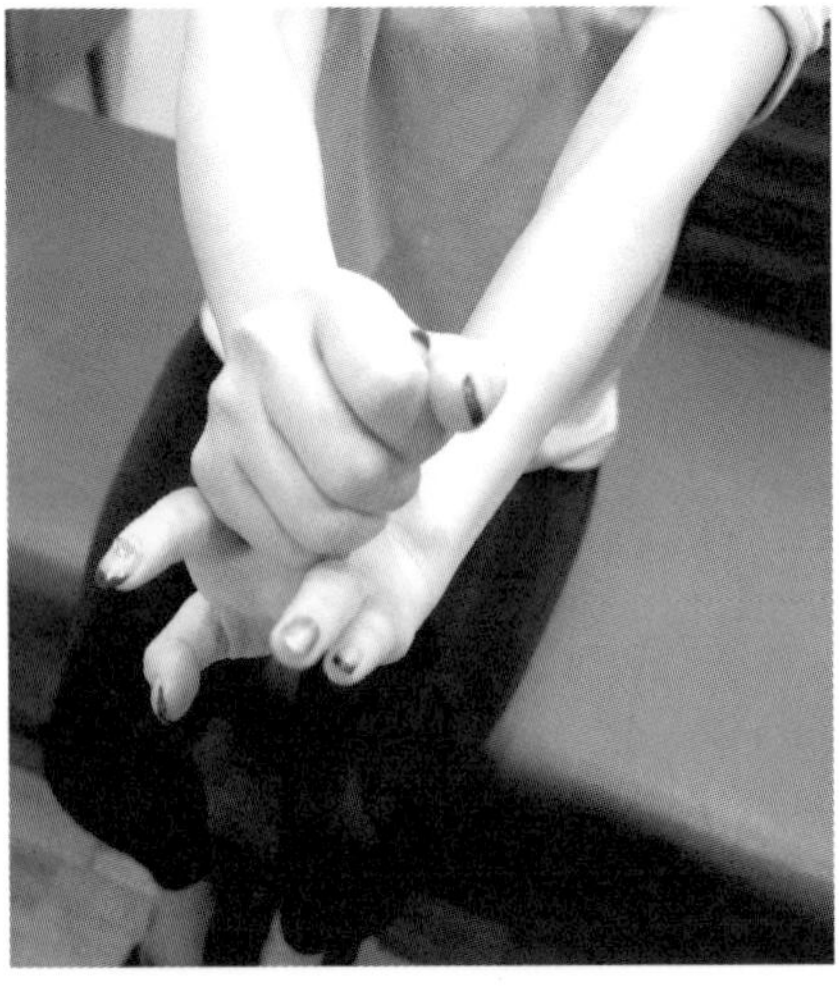

↓ちょうどいい大きさの拳をつくって指股《ゆびまた》をほぐしましょう。（指の股《また》ほぐし）

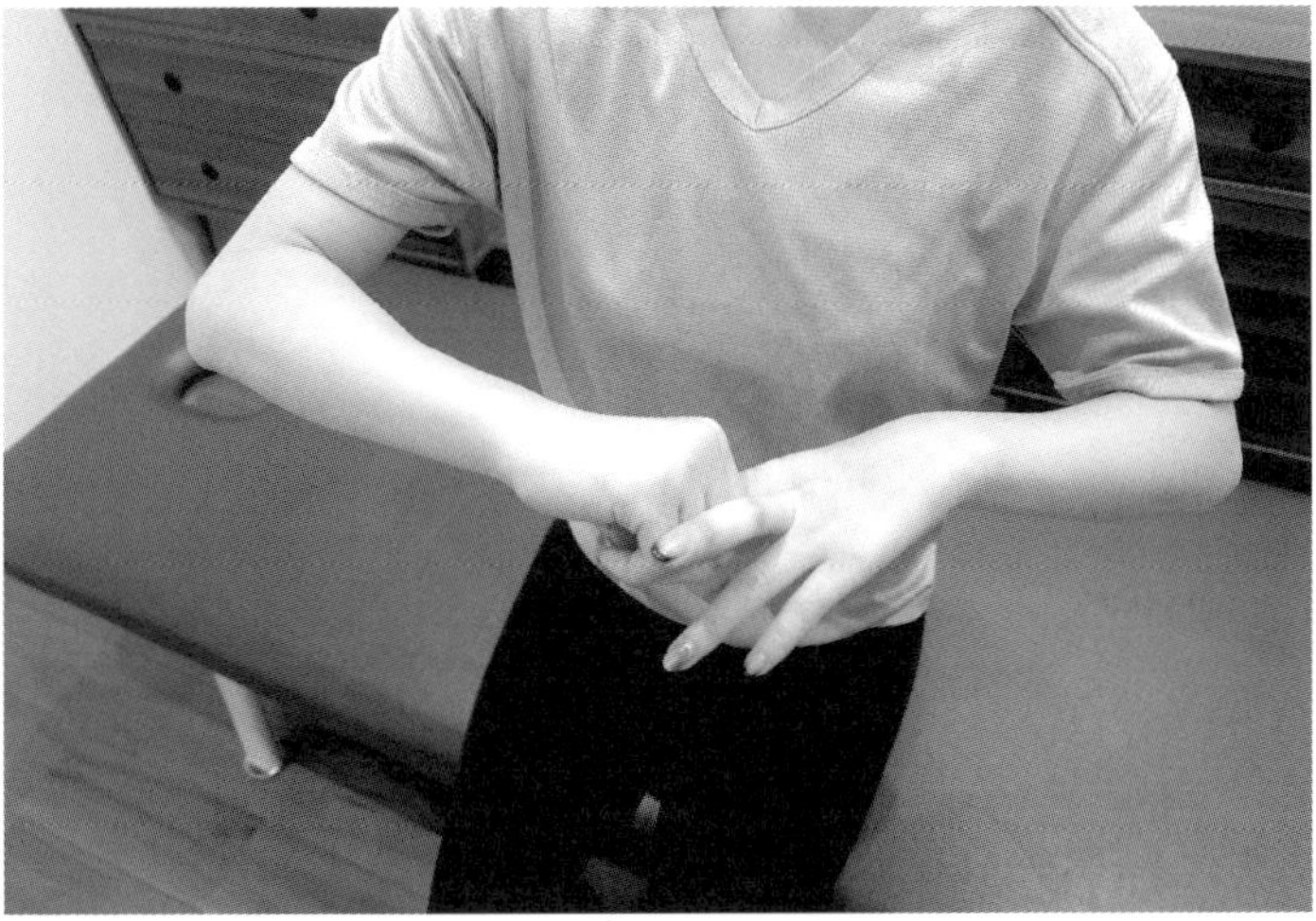

指の股の開きは個人差があるので、自分にとってちょうどいいところの幅の拳を挟み込むようにしましょう。

●当院で診た患者さんの症例2

■荷物を持ってグキッ（50代主婦）

重い荷物を持ったとき、身体のどこかしらに痛みが発生するケースは本当によくあることこの方の場合は背中に激痛が走り、夜も眠れなかったそうで、たまらず来院されました。

急激な痛みのため炎症の可能性があります。痛みの沈静化を促しながら、硬くなった筋肉を除くため鍼を施しました。

その後に様子を見ながらメディカル整体を駆使し、痛みを半分程度までにおさえることができました。

3回ほど通っていただくと、痛みがゼロとなり無事終了。

このような急な痛みというのは、普段ケアをしていなかったせいで疲れが蓄積し、無理な運動によって一気に痛みとして爆発しています。日ごろ、少しでも凝りや違和感に気づいたら、疲れを取る習慣を付けましょう。

■腰椎椎間板ヘルニアによる神経痛（30代女性会社員）

1か月ほど前、バレエ中に腰を捻り痛みと痺れが発生。立ち座りの姿勢移動に支障が出るほどに。検査結果から腰椎椎間板ヘルニアからくる坐骨神経痛と判断、腰と臀部周辺を中心に整体と骨盤矯正を施しました。坐骨の位置もよくなかったので調整。

症状は改善の傾向にあったものの、バレエのレッスンで痛みと痺れが再発。その後も数回の治療を行いようやく症状ゼロのところにまで持っていくことができました。

さらなる再発を防ぐためセルフケア指導を徹底。その後は痛みなくバレエに打ち込めているとのことです。

スポーツをしている方は運動前後のセルフケアを欠かさないようにしましょう。とくに運動後は、疲れのせいで怠りがちになってしまいますが、硬くなっている筋肉をほぐしてあげないことには、完全な疲れ回復が期待できなくなってしまいます。運動でよく使う部位のセルフケアを、本書を参考にしつつ行っていくようにしましょう。

第5章

膝•足首•足指

1 膝

●いちばん複雑、いちばん不安定

■中高年が抱えやすいトラブル

膝は体の中でいちばん複雑でいちばん不安定な関節といわれています。その分、劣化がしやすいのです。年をとるごと、どこよりも先に弱っていくので、ケアを早い時期からしておくことをおすすめします。

データでは日本人の4分の1が膝に悩みを抱えているとされています。40代からはとくに増え、50を過ぎれば半分の人が痛みを抱えているのだとか。

歩いたり止まったり、立ったり座ったり、階段を上ったり下りたり。日常に欠かせないあらゆる動きをコントロールし、負担を最も背負っているのが膝。疲れを溜めていない人なんていないのです。

すでに痛みを抱えている方は負担を減らすケアを。

若い方も将来に備え、今のうちにケアを実践しましょう。

膝の代表的な痛み

「変形性膝関節症」

年とともに起こる膝の疾患で、膝関節の軟骨が減り、骨と骨がぶつかることで炎症が起こり痛みます。

「ジャンパーひざ」

お皿の下側が痛くなります。跳躍動作を繰り返すと起こるといわれています。

「腸脛靭帯炎（ちょうけいじんたいえん）」

ランニングや自転車など膝の屈伸を繰り返すと膝の外側に痛みが起こります。

「オスグッド・シュラッター病」

思春期によく起こり、膝のお皿の下の軟骨に引っ張る力が加わって痛みが起こります。

「内側側副靭帯損傷」

スポーツ外傷に多く、膝を酷使するスポーツ、たとえばラグビーやサッカーなどで起こりやすい痛みです。

「外側側副靭帯損傷」

急な方向転換、スキーやスノボーで起こりやすい損傷です。

「前十字靭帯損傷」

急にストップしたときの動作で痛みます。テニスやバスケなどで起こりやすい傾向です。

「後十字靭帯損傷」

歩行中に転倒しすねを強くぶつけ痛めるケースが多いです。

「半月板損傷」

スポーツ活動で強く捻ってしまったときに痛めてしまうことがあります。

■取り返しがつかないことも

基本的に膝は、一度痛めたらずっと痛いと思ったほうがいいでしょう。痛み始めたら、ごまかしごまかしでやっていくしかありません。

スポーツ選手が膝を痛めると致命的。選手生命に関わることもあります。しかし多くのスポーツ選手がケガで痛めやすいのもやはりこの膝なのです。

ですから、ちょっとでも膝に違和感を覚えたら、膝を休ませてあげるケアは必須だと思ってください。一度痛めてしまったら取り返しがつかなくなってしまうのですから。

普段の生活の中で、次のようなことがあったら特に気をつけましょう。

・起床時に膝が痛む
・歩行時に膝がぐらっと不安定になることがある
・段差の昇降で膝が痛む

次に紹介するセルフケアを生活に取り入れ、適度に膝の疲れを取る習慣を付けてください。

●膝に効くセルフケア

■正座姿勢の膝ストレッチ

①正座した状態から後ろへ上半身を反らします。反らすのが厳しい方は、布団やマットを後方に敷

いて調整しましょう。

②腕を頭の上へ伸ばすことでより体全体をほぐします。

膝まわりをほぐす基本的なストレッチです。膝が気持ちよく伸びるのを感じましょう。痛みを感じる場合は控えてください。

↓正座した状態から後ろへ反らします。
（正座姿勢の膝ストレッチ①）

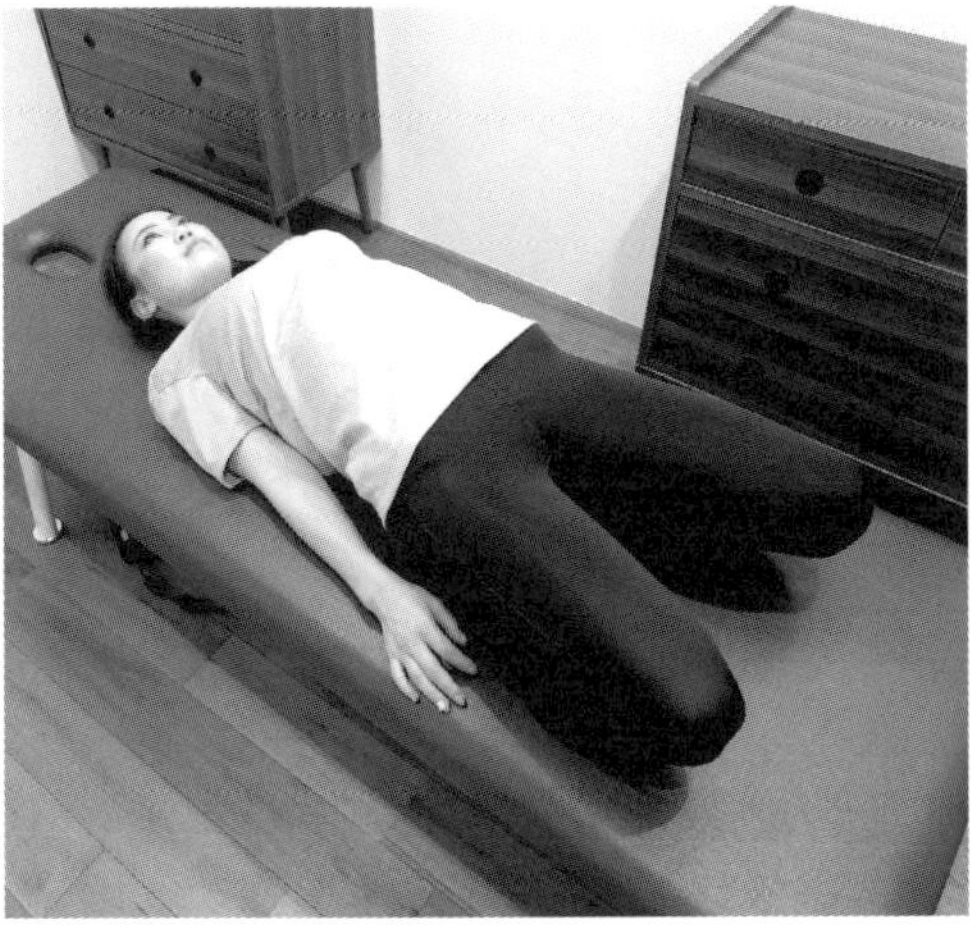

↓腕を伸ばすと効果アップ。（正座姿勢の膝ストレッチ②）

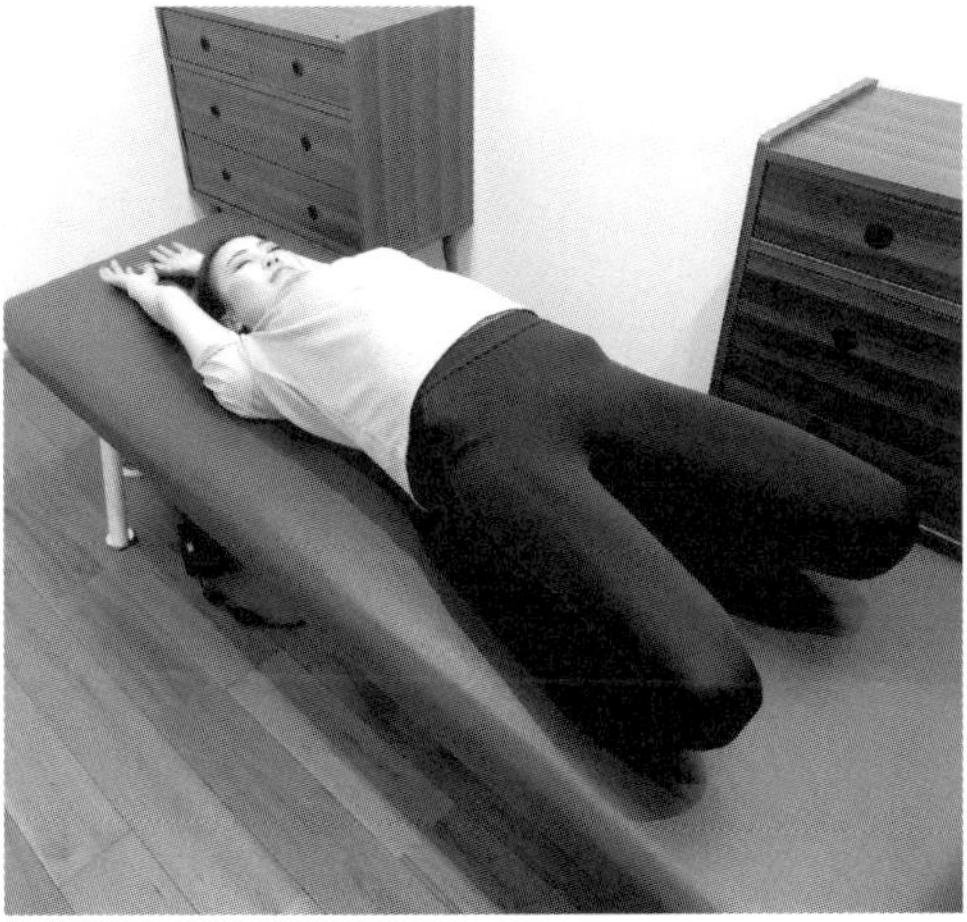

■片足開脚ストレッチ
①座った姿勢から、片方の足を閉じ、もう片方の足を開いてください。
②開いた方の足先へ向けて体を倒していきます。無理のないところまで伸ばしましょう。

主に膝の裏側の筋肉が伸びるストレッチです。適度に柔軟し怪我予防につなげましょう。

●とにかくストレッチの徹底を

■若くして痛めないために

年齢とともに膝が弱っていくのは、仕方のないことかもしれません。大事なことは劣化を少しでも食い止められるよう、日々のケアを怠らないことになります。

最も悲しいケースは、スポーツ選手が膝をケガしてしまい、選手生命を絶たれてしまうことでしょう。

スポーツにケガは付きものですから、これも仕方のないことなのかもしれませんが、日ごろからケアを徹底していれば、被害を最小限に抑えられる可能性もあります。

息の長いプロのスポーツ選手が大事にしているのはストレッチです。

力や技術は痛みのない健康な体に宿るものである。その信念の元、多くの選手がストレッチを念

↓片足開脚の姿勢になります。（片足開脚ストレッチ①）

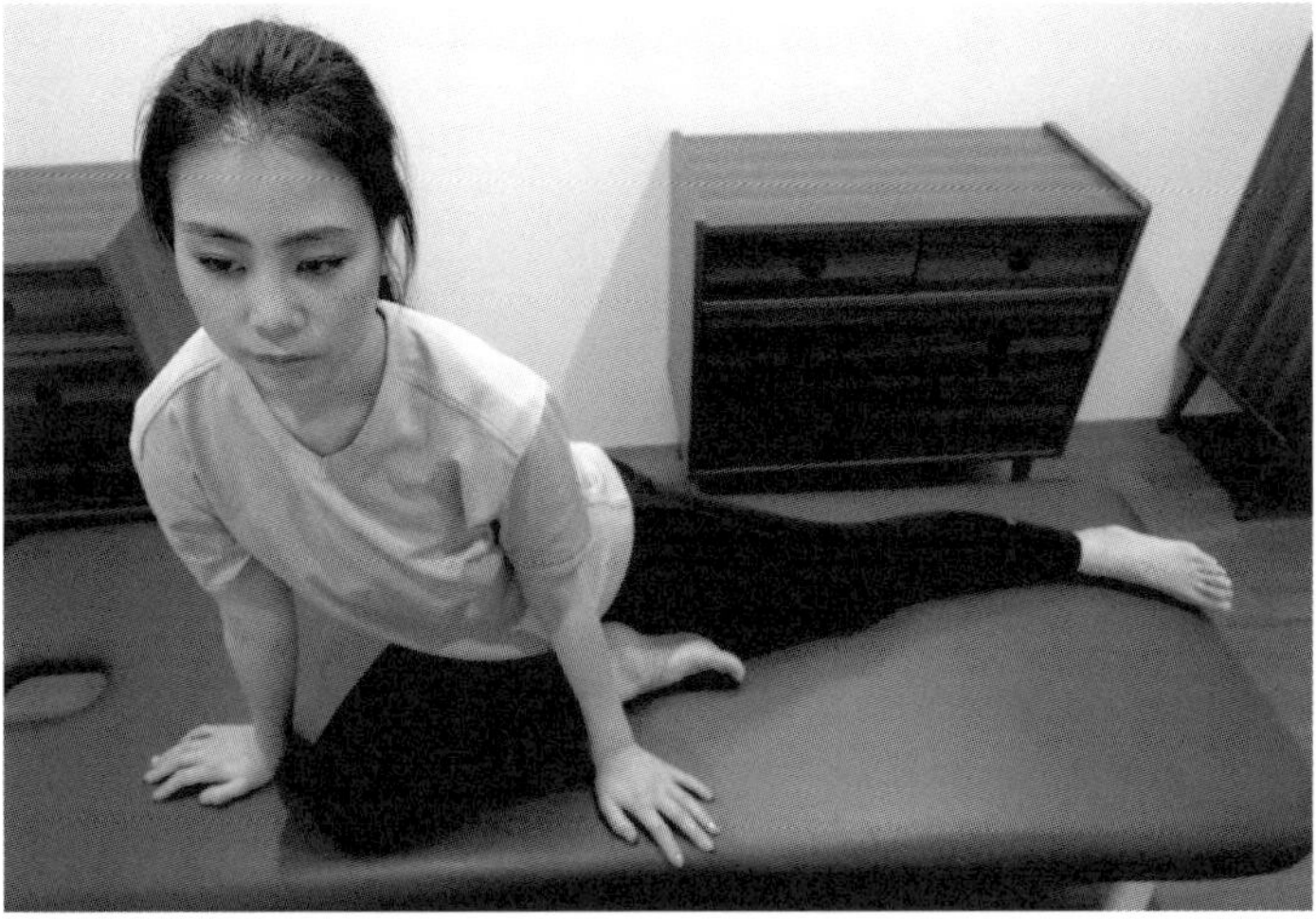

↓開いた足の方へ体を傾けましょう。（片足開脚ストレッチ②）

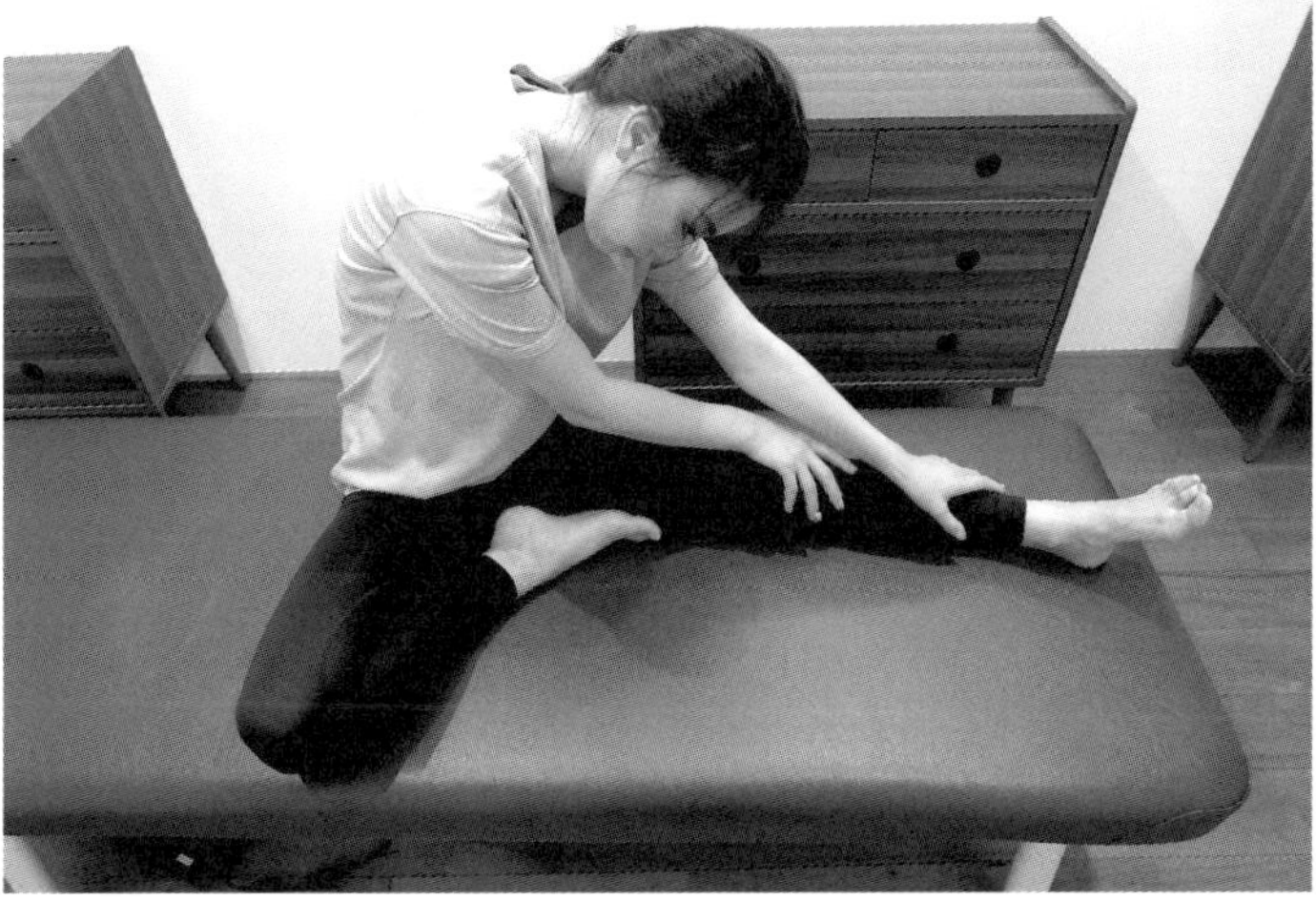

入りに行います。

ストレッチは体への労りであり、明日への成長の糧でもあるのです。

ケガは疲れがたまって動きが悪くなったときに起こるもの。逆からいえば、いつも体をいい状態に保っていればケガとは無縁でいられるのです。

くり返しますが、若くして膝を痛めてしまわないために、常日頃からケアしてあげるのがとても重要です。

■運動前後に徹底ケア

運動前はもちろん、運動後のストレッチも必ず行いましょう。

クールダウンは本当に本当に大切。皆さん疲れてしまって怠ってしまうようですが、絶対にやってください。

テレビを観ながらなど、「ながらストレッチ」で構いません。セルフケアで紹介した、正座姿勢や開脚のストレッチは運動後にも取り入れてください。

後の章で紹介するボールを使ったほぐしも有効です。

運動後は筋肉がすごく硬くなっています。ケガのない強い体を目指して、運動前と後のストレッチは欠かさないでください。

足腰を使う仕事の方、膝への気遣いを忘れないようにしましょう。

2 足首

●捻挫や足つり、誰もが経験する足首の痛み

■体で一番体重がかかっているところ

足は寝ている時間以外ほぼ地面に付いていていて、体重を支えています。中でも足首は最も細い部分ですから、負担は相当大きなもの。ここに疲れが溜まっていない人は皆無でしょう。

実際に診てきた中で、足首に疲れが蓄積し、関節が歪んでしまっている人は非常に多いです。足首の歪みは、その上にある膝や股関節、腰などの上半身にまで悪い影響を与えてしまいます。家と同じで、基礎が歪んだらその上にあるものたちも歪んでしまうのです。

いちばんのケアは足首のパフォーマンスを上げること。柔軟性が落ちて硬くなっている足首をケアしてあげることになります。

■足がつる人、増えています

足首に関する痛みの中でも、とくに多くの人が経験済みなのが足つりでしょう。

足首の代表的な痛み

「内反捻挫」

　足先が内を向くように足を捻ったときに起こります。

「外反捻挫」

　足先が外を向くように捻ったときに起こります。

「変形性関節症」

　加齢によるものが多く、捻挫を繰り返したりすることで、不安定な状態になっていると起こりやすいです。

「アキレス腱炎」

　ランニングなどの運動でアキレス腱に起こる炎症です。

「アキレス腱断裂」

　踏み込みダッシュ・ジャンプなどでよく起こります。３０～５０歳のスポーツをする人に起こりやすいです。

「足つり」

　筋肉が意思とは関係なく許容範囲以上に収縮してしまっている状態で、短時間に大きな痛みをともないます。


　年配の方から相談を受けることがよくありますが、足つりは全世代の方に起こりやすいものです。

　足つりの原因は、栄養不足、冷え、筋肉疲労、無理な姿勢をとり続けていたことによるものなど、さまざまです。

　私も最近は油断すると朝方足がつり、えらいことになります。

　そのくらい誰にでも起こる症状ではありますが、起きたときの痛みは相当なもの。痛む機会を減らすための対処法について後ほど紹介するので、参考にしてください。

この姿勢で足首をよく回しましょう。（足首まわし）

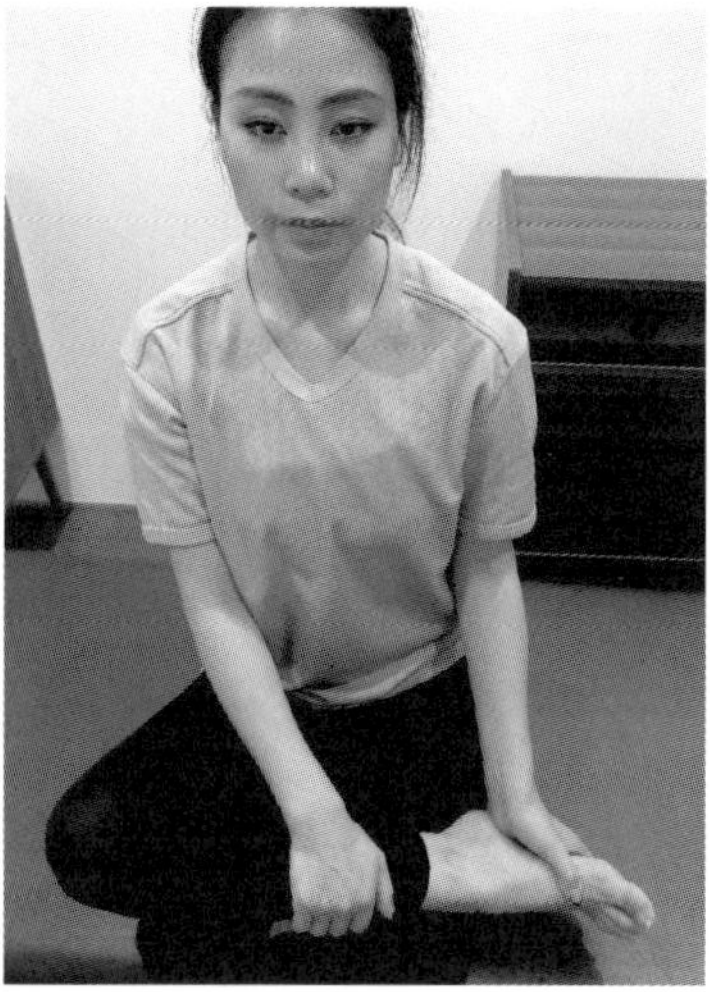

●足首に効くセルフケア

■足首まわし

①イスなどに座り腿の上にもう片方の足をのせ、足首を回しましょう。

オーソドックスな足首のストレッチです。捻挫を防ぐため、スポーツや仕事で足を酷使する人はこまめにやっておきましょう。

立った状態でも、バランスを崩さないのなら、家事や仕事の合間に足首を回しましょう。

●足がつる方へ

■フェイスタオルを使ったストレッチ

足がつりやすくて困っている方におすすめし

タオル使った簡単な足つり予防策です。（フェイスタオルを使ったストレッチ）

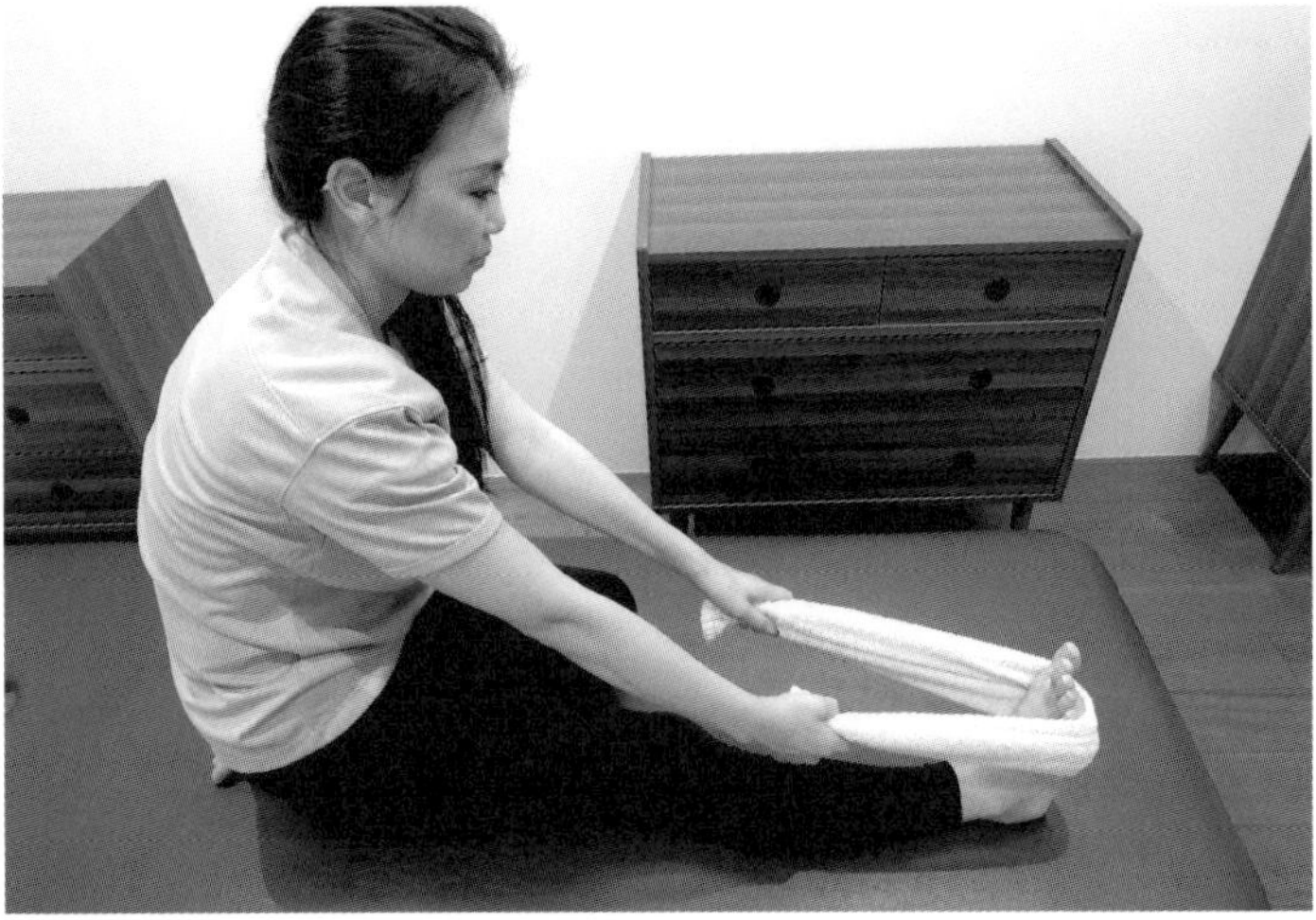

たいのがフェイスタオルを使ったストレッチ。

長座の姿勢でフェイスタオルを足先にかけ、両手で引っ張ります。

これを普段行うだけで足がつりにくくなります。ぜひ試してください。

■生活面での心がけも

足つり対策として、次のようなケアも心がけましょう。

・体を冷やさないよう着込みましょう。特に足元に注意し、夏でも靴下は常時履いておくようにしましょう。素材はシルクがおすすめです。

・水分を十分にとりましょう。水がベストです。

・ストレスを溜め込まないよう、こまめに気分転換を。音楽を聴いたり散歩したり人と話したり、微笑むだけでも違います。

・ミネラル（マグネシウム・カリウム）を多く含む食品を摂取しましょう。ピーナッツやごまやアーモンドといった種実類、のりや昆布やひじきといった海草類に多く含まれています。バナナもカリウム豊富ですよ。

・靴選びも大切になります。こちらについて詳しくは次の足指の項目にて紹介しています。

●捻挫対策

■腓骨筋を鍛えよう

捻挫癖があって困っている、捻挫にならないような足にしたいといった方は、腓骨筋を鍛えるようにしましょう。ここを鍛えることで激しい運動に耐え捻挫にも強い足をつくることができます。

腓骨筋を鍛える効果的なセルフケアを紹介していきます。

■かかと上げ

手軽でおすすめなのがかかと上げ。といっても普通のかかと上げと少し違います。

まず10円玉サイズの厚紙を肩幅くらいの間隔で置きます。そしてそこを親指の付け根部分で踏みつま先立ちするのです。体重が厚紙にかかり、足の裏は外側に向くようなかたちになります。

これを1日の中で数回に分けてやりましょう。腓骨筋が鍛えられ、捻挫に強い足に仕上がります。

↓このように１０円玉サイズの厚紙をふたつ置きます。（かかと上げ①）

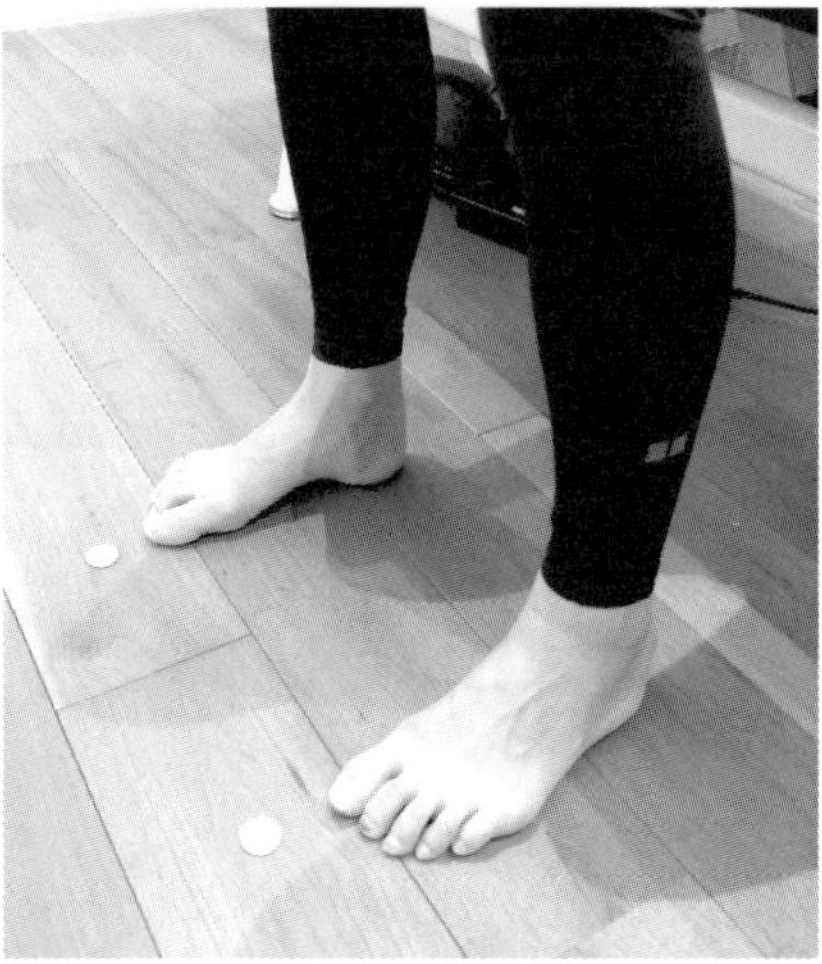

↓そこへ親指の付け根を乗せ体重をかけつま先立ちします。（かかと上げ②）

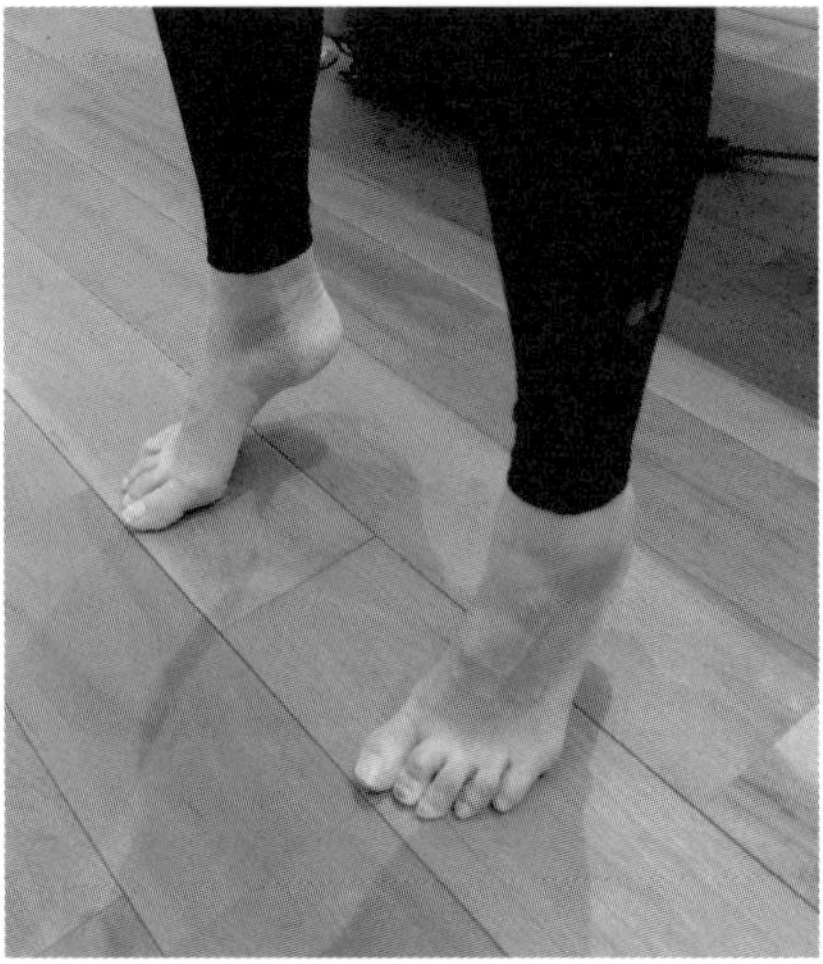

↓ふくらはぎが伸びるのを感じましょう。（ふくらはぎストレッチ）

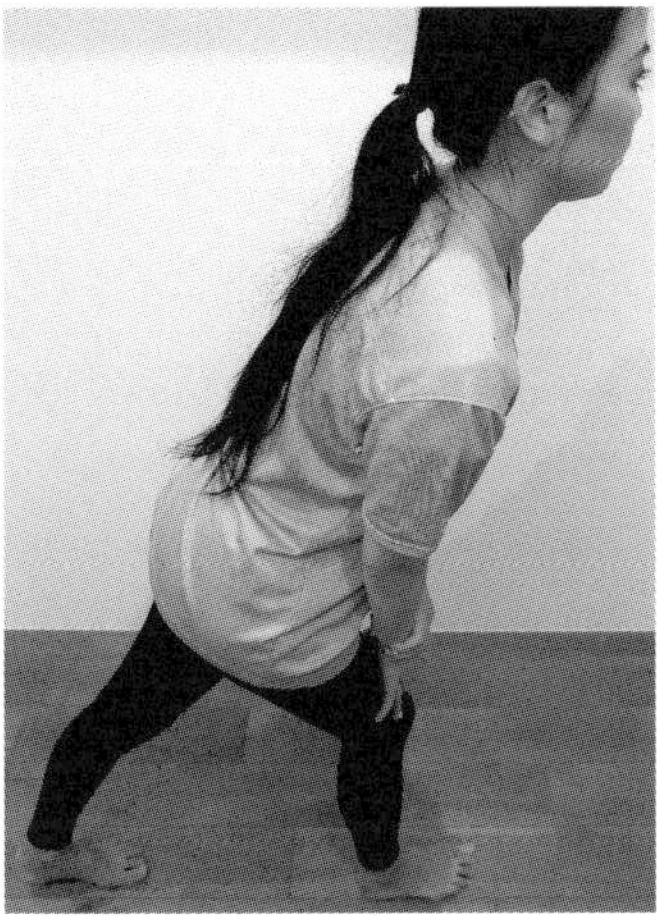

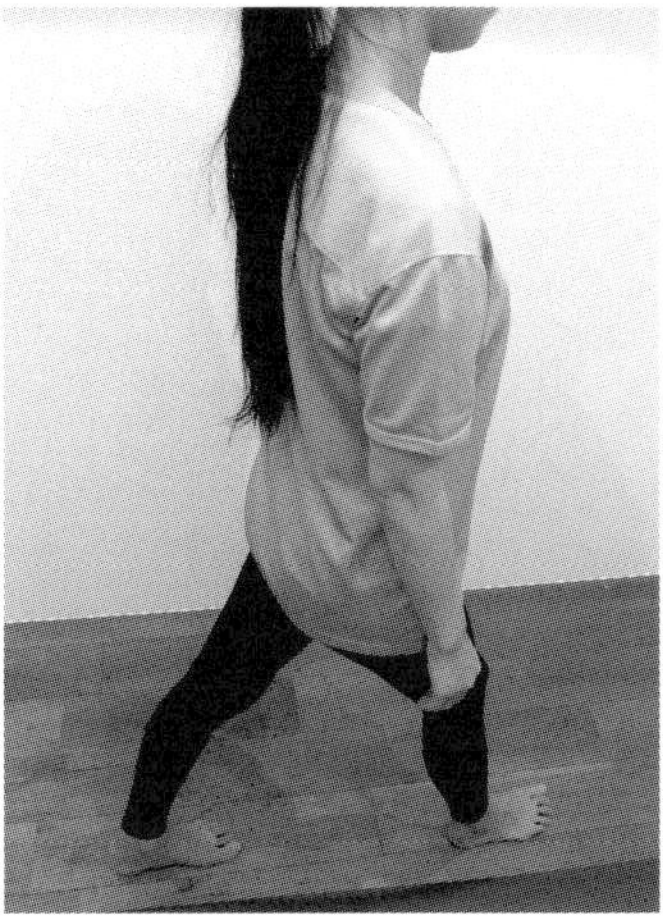

↓片足正座で、すねの筋肉を伸ばしましょう。（片足正座）

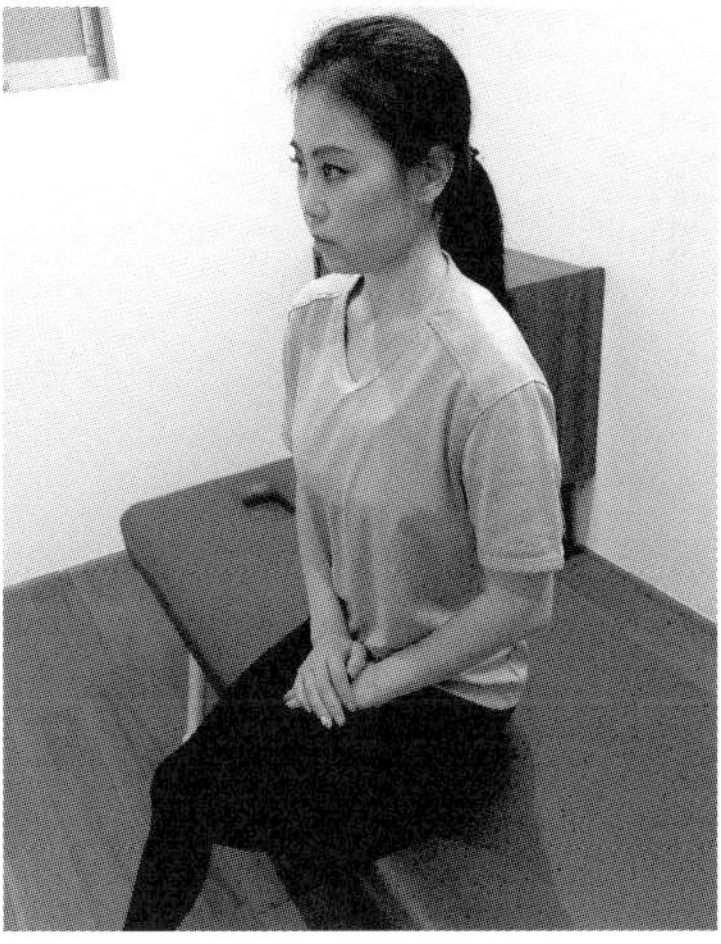

■ふくらはぎストレッチ

いわゆるアキレス腱運動ですね。

足を前後に開いて、体を少し前に倒します。ふくらはぎが伸びるのを感じましょう。

スポーツをやっている人ならよく動かしますが、普段座り仕事の多い人などはここの筋肉を伸ばす機会が減っています。そんな状態で急に激しい運動をするから、この辺りの筋肉を痛めたり捻挫をしてしまうわけです。

そうならないためにも、隙間時間で伸ばしておきましょう。

■片足正座

写真のような、片足だけ正座をするのも効果的。座り仕事のときにちょっとやってみるだけで足の筋肉がほぐれます。こちらもおすすめなのでぜひ実践してみてください。

3 足指

●静かに進行する変形

左が正常な足骨、中央が外反母趾の足骨、右が内反小趾の足骨。

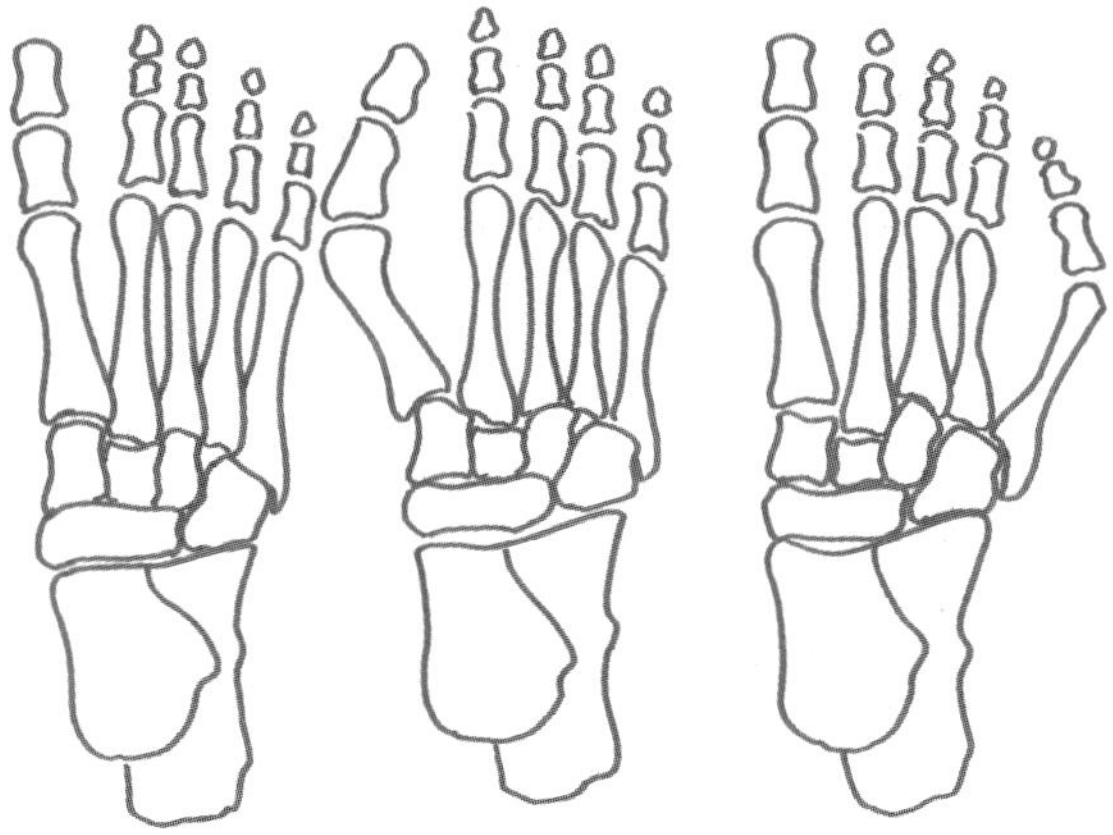

■痛みの多くは変形

足指は手の指と同様、気づかないうちにたくさん動かし負担をかけています。

痛みの多くは変形によるもので、長い時間をかけてじわじわと症状が悪化し、急に痛みをともなうようになります。

気づいたときには取り返しのつかないことにもなっているので、痛みや違和感がなくても、こまめにケアをしてあげたいところです。

■靴の影響が９割

足指の痛みの原因のほとんどが靴。

間違った靴選びをすると足に激しい負荷がかかり、変形性の痛みが起こります。

これを防ぐためには正しい靴選びをするしかありません。セルフケアの紹介の後、詳しく説明します。

巻き爪にはテーブル型（左上）、半テーブル型（右上）、半月型（左下）、ピンサー型（右下）など型がいくつかあります。

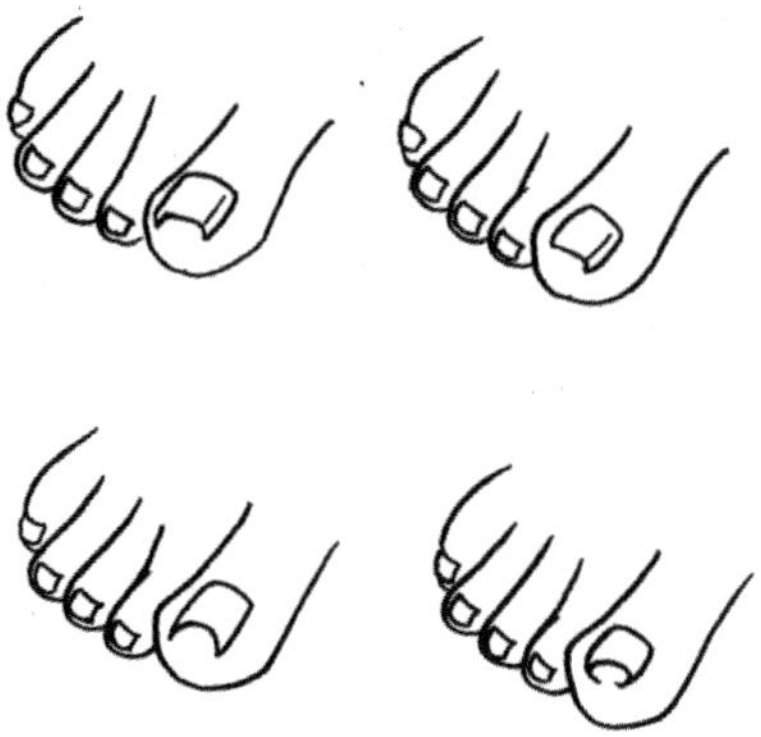

足指の代表的な痛み

「打撲」

　指をぶつけるなどしたときに起こります。

「捻挫」

　つま先立ちでバランスを崩したときなどに起こります。

「外反母趾」

　親指が外向きに向いてしまっている状態です。多くは履く靴の窮屈さによって起こります。

「内反小趾」

　小指が内向きに向かっている状態です。こちらも靴の影響によって発症しやすくなります。

「巻き爪」

　爪が指に食い込んでしまう状態です。靴の窮屈な締め付けによって起こることがあります。

足指の甲側の筋肉をほぐしましょう。（足指曲げ）

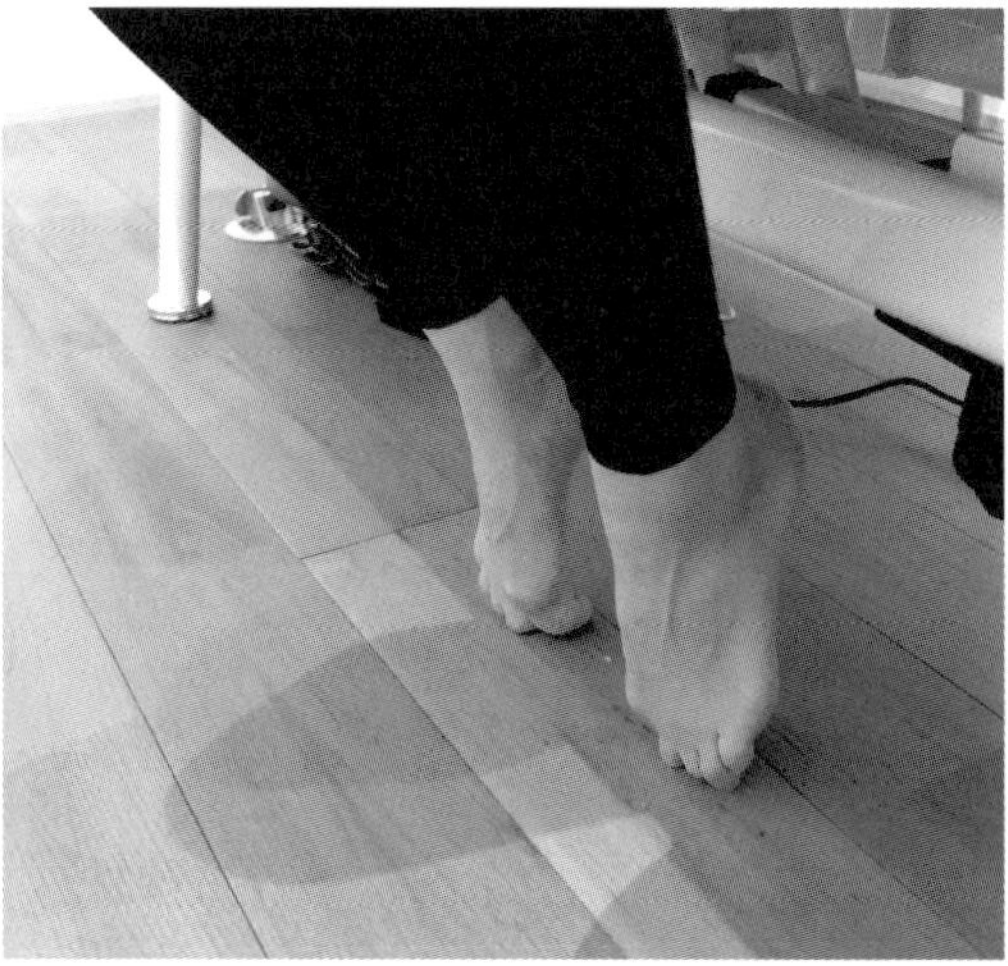

●足指に効くセルフケア

■足指曲げ

①イスに座った状態で足指を曲げ床に軽く押し付けます。

足指の甲側の筋肉をほぐします。気軽にできる運動で足指の疲れを取ってあげましょう。

■足指の股ほぐし

①足指の股に手の指を挟み、グッと手で内側へ引っ張りましょう。

浴槽で温まりながらやるのがベストです。

お風呂に浸かりつつ、足指の疲れを取りましょう。（足指の股ほぐし）

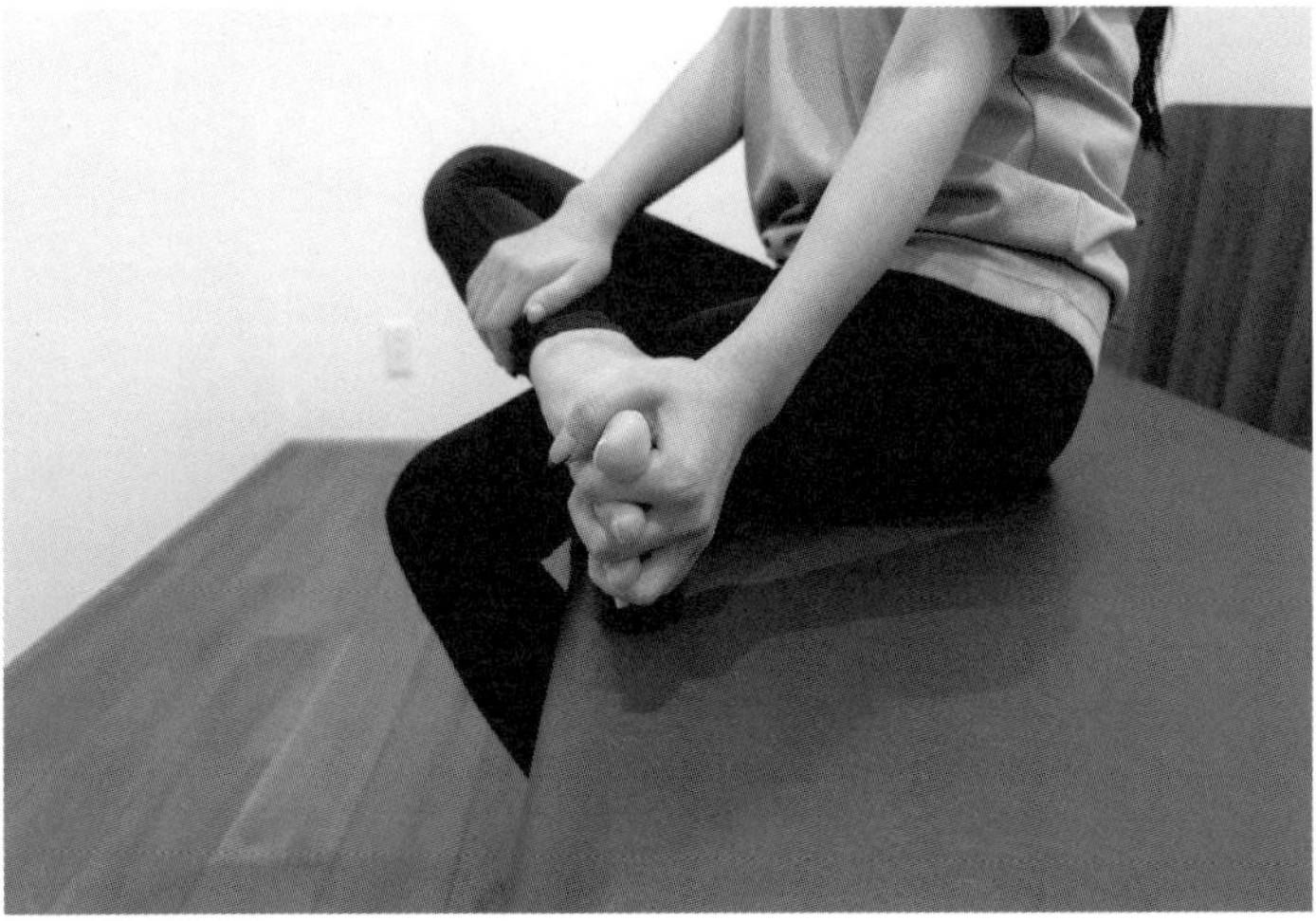

●疲れにくい靴の選び方

■良い靴の絶対条件

足や足指の状態が悪い場合、靴の選び方が間違っている可能性があります。

外反母趾や内反小趾、巻き爪などは、靴が窮屈で足にフィットしてないために起こるものと考えられています。

また体のバランスを崩した際に起きやすい足の捻挫も、靴が合わないことが原因であることもあり得るのです。

靴選びは慎重であるべきですが、適当な安物で済ます人もいます。特売品にも良いものはもちろんありますが、まずは最低限、自分の足にフィットするかどうかのチェックは怠らないようにしましょう。

また逆に、高いのなら良いものだという発想も危険です。他の人にとっては最適でも、自分には合わない可能性があるからです。
とにかく買う前にきちんと試し履きしてみることが肝心になります。

■靴選びのポイント

それでは具体的にどんな靴を選べばいいのか、箇条書きでまとめておきましょう。新しい靴を買う際は軽く目を通してから決めるといいでしょう。

- 横幅はちょうどフィットするくらいがベスト。つま先は指がしっかり伸ばせ、自由に動かせるくらいのゆとりが必要。
- 靴底が柔らか過ぎると感じるものは避けましょう。
- カットの浅いもの、つまり足首より低いところまでしかない、容量の小さい靴は疲れやすいです。なるべく容量大きめのものを選びましょう。
- 足を痛めているときは痛いところが当たっていないか入念にチェックしてください。当たって痛みをともなうなら避けましょう。
- ハイヒールの場合は、できれば高さ5センチメートル以下のものを。足を固定するベルトがあるものがいいです。

もう一度念を押しておくと、試し履きは必ず。実際に数歩歩いてみて、感覚を確かめてみてください。かかとが抜けやすくないか、靴内で足が前に滑らないかなど、欠かさずチェックしましょう。

●当院で診た患者さんの症例3

■抱っこのし過ぎで腱鞘炎（30代主婦）

子育て真っ只中、長時間の抱っこで腱鞘炎になる方は後を絶ちません。この方もそのひとりで、来院時はかなりの痛みをともなっていました。

手根骨、手関節、肘関節のアライメント調整療法によって筋肉の緊張が寛解、だいぶ楽な状態へと持っていくことができました。さらに手首の連動点である胸椎のツボに鍼を行ったところ、痛みがほぼ消失。その後数回の通院を要しましたが、抱っこのときの手首の痛みはなくなりました。

主婦（主夫）の方は手首を想像以上に使っているものです。家事育児中は常に酷使しているといっていいでしょう。

日常生活の中で手首を労る時間は設定するようにしてください。本書のセルフケアを実践するだけで、痛みの発生具合はかなり違ってくるでしょう。

■過度の筋トレによる痛み（30代男性会社員）

膝がもともと悪かったということの男性は、膝筋肉強化のために筋肉トレーニングを始めたそう。しかし無理がたたって今度は腰痛を抱えてしまいました。膝の具合も良くならず。

治療は、腰と膝に関係する筋肉の動きを改善促進する手技に加え、鍼治療を実施。痛みはかなり改善しました。

筋肉を鍛えることは強化につながりますが、やり過ぎは禁物。しかも間違ったやり方をしてしまうと、連動している筋肉に悪影響を及ぼすこともあります。

筋トレの後には必ず全体的な柔軟体操を施し、硬くなっているところがないか入念にチェックしましょう。疲れを抜かずに放置していると、この方のように重大な事態にまで発展してしまうこともあり得ます。

筋トレには及ばないまでも、軽運動を長時間続けたせいでの痛み発生というケースもあります。最近はウォーキングが手軽で推奨されていますが、ゆがみをつくる癖のある歩き方だと膝などに大きな負担を与えてしまいます。

正しいやり方で、適度な量をこなしましょう。そしてやはり前後の柔軟は忘れずに。

■長時間の偏った立ち姿勢による膝痛（40代主婦）

右の膝窩（ひざ裏のくぼんだ部分）に痛みが生じた主婦の方。

歩行時や伸展時にとくに痛みが激しく、まともに動かすことのできない状態にまで悪化。病院で膝に溜まった水を抜いてもらうも改善せず。経過を見ることになるが痛み改善の兆しはまったくなく、当院へといらっしゃいました。

診ていてまず気になったのが膝まわりの筋肉の深部。硬結が強くなっていました。手技だけでは何ともならない状況と感じ、整体と鍼の併用を提案。医師には手に負えなかった痛みも、2回の施術でほぼ消失しました。

患部をかばうために他の筋肉や関節にも疲れが蓄積し、動きが悪くなっていました。そこも念入りにほぐし、無事完治となりました。

痛みの原因がなかなか見つからなかったのは、膝窩の痛みばかり気にしてそこしか診てこなかったことにあるでしょう。実はこの方の場合、膝まわりに負担をかけ過ぎた結果、膝窩にまず痛みが出てしまったのです。ですから痛みをおさえるには膝まわり全体をケアする必要がありました。

膝への負担は長時間の立ち姿勢によるものでした。家事をしている間はほとんど立ったまま、しかも右に負荷の偏りがあったため、右膝へ著しい疲労を与えていたのです。

再発を防ぐためには立ち姿勢を減らすことが確実ですが、立場上なかなか難しいでしょう。そこでまずは常に姿勢のバランスを意識することになります。右へ偏り過ぎていないかこまめに自分のポーズを気にかけることが大切です。

キッチンや階段など普段目に付くところに「立ち姿勢」などと書いた付箋を貼っておくのも効果があります。長時間立ち姿勢する場所に鏡を置くのもいいですね。「あ、今偏っているな」と客観的に見つけることができます。膝は一度痛みが出ると自力で治すことは難しいですが、普段の意識改善によって疲れの蓄積度合いを軽減させ、痛みを予防できます。

第6章

より痛みのない体を目指して

●ボールやハンマー、道具を使った簡単ケア

■疲れ方が違う

第1章の「痛みと上手に付き合うためのポイント」にて、疲れをこまめに抜く大切さをお伝えしました。

ここではその応用版として、道具を使ったピンポイントで簡単なケア方法を紹介します。これをこまめにするだけで疲れ方が断然違ってきます。用意する道具も身近で安価なものなのでぜひお試しください。

■手軽にできて効果抜群なボールマッサージ

まずおすすめなのがボールを使ったマッサージ。木球、河川で拾った丸石、ゴルフボールやテニスボール、スーパーボールでもいいです。自分にあった硬さと大きさのボールを用意します。

これを緊張しているところ、凝りのあるところに当てて、ゴリゴリするだけ。力加減は自分にちょうどいいくらいで。

かなり効きますよ。私も常に木球を持ち歩いてゴリゴリします。仕事の打ち合わせ中も、差し支

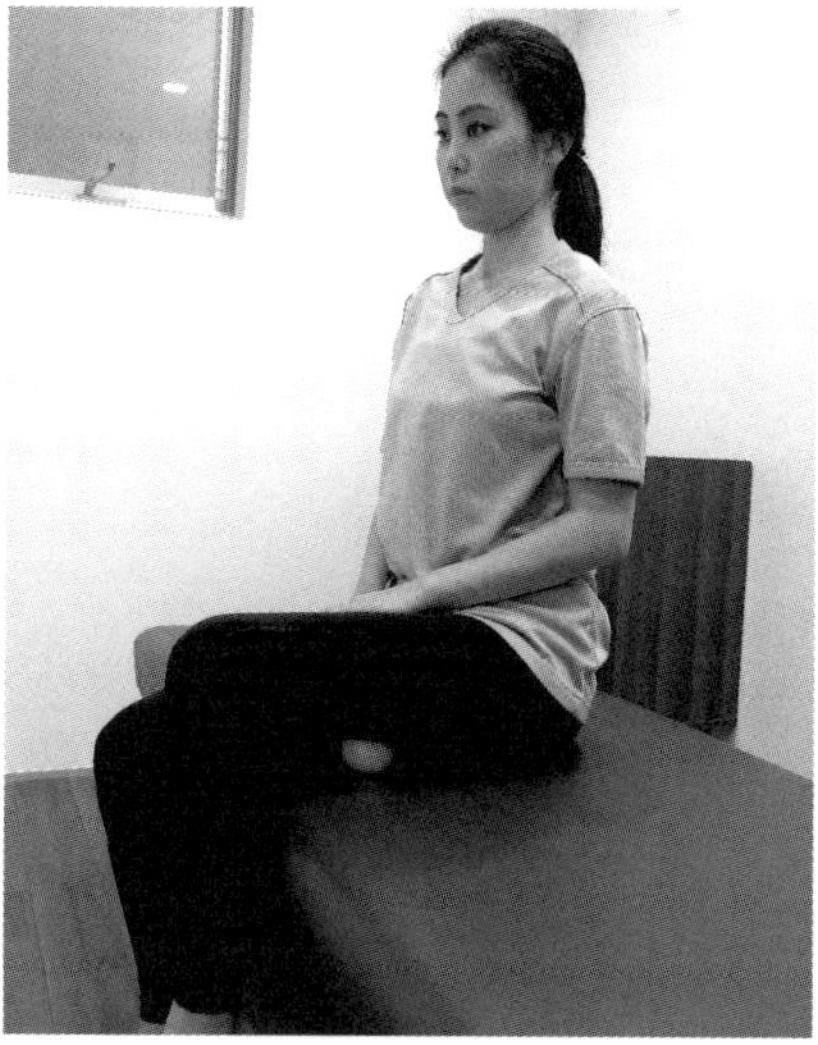

←体の気になるところにボールを当てて凝りをやわらげます。
（ももの裏）

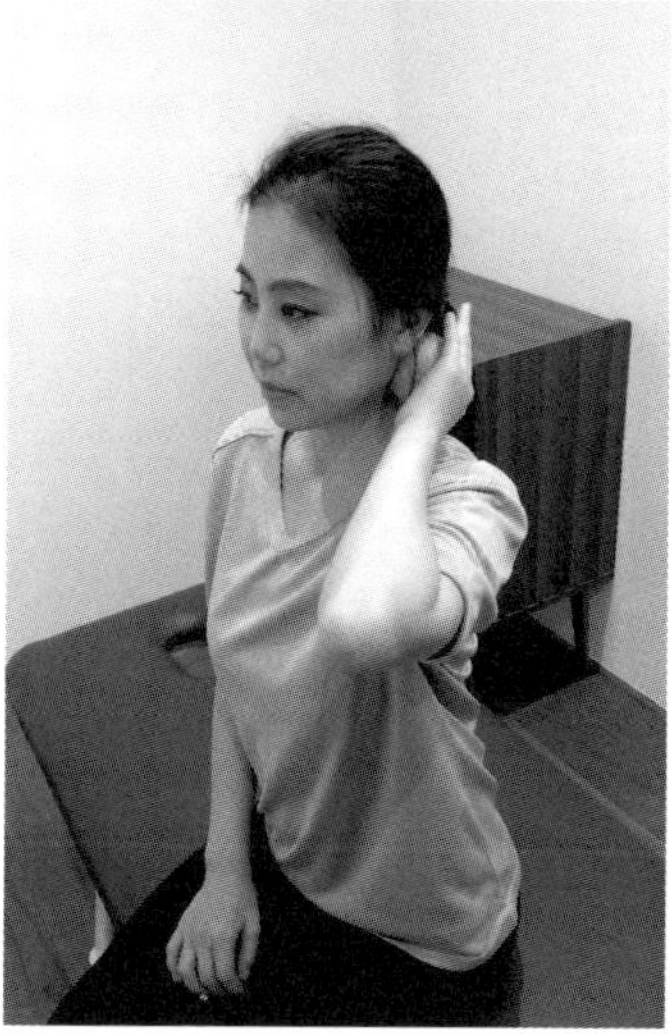

↑（頭の付け根）

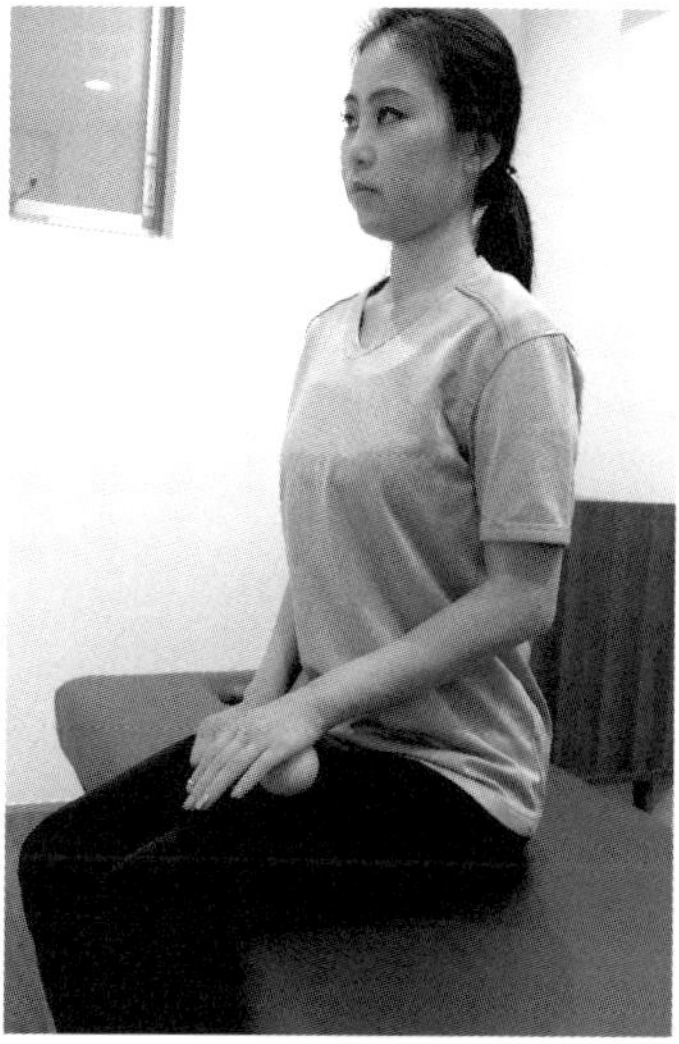

↑（ももの前）

えなければ、腿《もも》などに当てています。

体の疲れが緩和され、頭がスッキリし、作業がより捗ります。他のことをしながらでいいので、ぜひ実践してください。

■凝りにダイレクトに届くハンマー

ボールでは届かないところが凝っている場合もあるでしょう。

例えば、肩甲骨まわりや背中がそうですし、腕の外側の筋肉もボールではなかなかケアが難しいかもしれません。

そういった届きにくい場所におすすめの道具が、１００円ショップなどで売っている、ゴム製のハンマーです。

力加減しやすく、レバレッジがかけやすいので、腕への負担が少ないのが利点です。

仕事中も問題ないようなら、ぜひケア用にゴム製ハンマーを手元に置いておきましょう。

■第二の心臓を膝頭で押す

続いては自分の体を道具にしたストレッチ。使うのは膝頭です。

足を組むようにして片足を上げ、もう片方の足の膝頭の上に、ふくらはぎの外側あたりが当たるようにします。

ふくらはぎ上を膝頭で当てていくと、どこかしらで凝りを感じるかもしれません。そこを念入りに膝頭でほぐしましょう。

ふくらはぎは「第二の心臓」と呼ばれるくらい大事な筋肉。なぜなら、足に流れる血液を、心臓へ送り返すポンプの働きを担っているからです。

このふくらはぎが凝っていては血液の循環が滞ってしまい、むくみや冷え、さらには体調不良へと発展してしまいます。

使う道具は自分の体ですから、これならいつでもどこでも気軽にできるでしょう。このケアも私はよくやっています。

■まずは環境づくりから

仕事中は作業に集中するあまり、どうしても体へのケアを怠りがちです。しかし自分の体を見直す機会を失えば失うほど、疲れという損失は肥大化し、いつか取り返しのつかないような痛みに発展してしまうこともあります。

日ごろから自分で気づいてセルフケアする癖が定着すれば、治療院に通う回数も減ります。時間的にも金銭的にもお得になるはずです。

おすすめしたボールやハンマーを活用し、時間を見つけてにケアして、疲れを適度に抜く癖を付けてください。

●「パソコン」「スマホ」の痛みにくい姿勢

■気づけるようにする

私がこれまで見てきた限り、正しい姿勢でパソコン・スマホを使用している人は皆無です。私自身、うっかりすると姿勢が悪くなっていることが多々あります。

ただ治療家として患者さんに指導する機会が多い分、頭の片隅に残っていることが多いようで、早い段階で「この姿勢はまずい」と気づき正すことができます。おかげで痛みに発展することは少ないようです。

このように、まず大事なことは、気づけるかどうかになります。いかに正しい姿勢を知っていたとしても、無意識のうちに悪い姿勢になってしまっていたら意味がありません。

まずは気づくこと。そのためには、たとえば身近な人に「姿勢が悪くなっているよ」と指摘してもらうのもいいでしょう。また逆にこちらが指摘することで「自分も気をつけないと」と意識することができます。

お互いの呼びかけが大事ということですね。

声をかけづらい環境にある、ひとりで作業していることが多い、といった方には、顎のところでも紹介した付箋作戦が効果的。「姿勢に気をつける」と書いて、パソコンの端などよく目にするところに貼りましょう。

気づいた度に姿勢を直す癖をつけましょう。

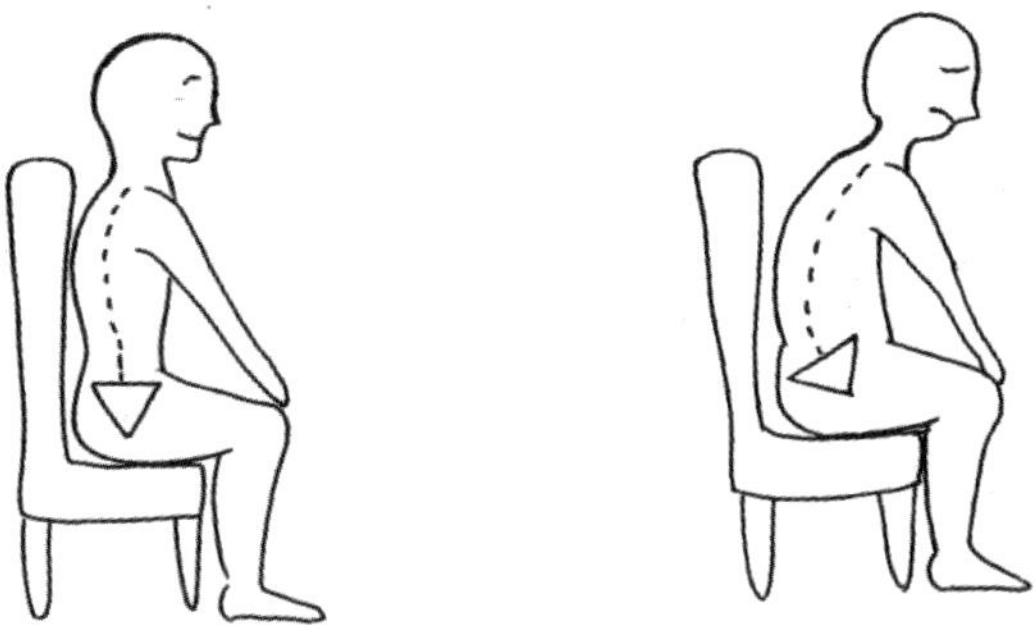

　さらに究極の方法として、姿勢の悪い状態を誰かに撮影してもらうのもあります。それを印刷して壁に貼っておくとかなりのインパクト。印象に強く残り、気づいて正す頻度は飛躍的に増えます。

■パソコン作業時の正しい姿勢

　パソコン作業時の悪い姿勢は写真を見ての通りです。

　うつむき過ぎた恰好でパソコンを長時間するのは御法度。肩が狭まり血液の流れを妨害、あらゆるところの凝りや痛みの原因をつくってしまいます。

　肘が曲がり過ぎたり、逆に伸び過ぎているのも筋肉を痛めつけてしまいます。

　浅く座ってイスの背もたれで支える姿勢の人もよく見ますが、腰に負担がかかり過ぎて腰痛になりやすくなってしまいます。

下半身にも注意してください。両足が窮屈な状態はいけません。足を組むのもよくありません。組むとしても左右バランスよく変えるべきです。

悪い姿勢の見本は以上として、続いて良い姿勢についてまとめておきましょう。

最低限守っておきたいのがこちらです。

・イスに深く腰掛けましょう

・画面に対して正面を向きましょう。顔が横を向いていると顎や首が痛みやすくなってしまいます。

・パソコン画面の高さは、自分が少しうつむくくらいの位置にしましょう。

・肘の角度はなるべく90度を意識し、筋肉が張り過ぎないようにしてください。

・膝周りの筋肉や股関節も、無理がないかこまめに確認する意識は持っておいてください。

これらができていれば痛みとは無縁で作業ができるはずです。

とはいえそれでも、姿勢というのは少しずつ悪くなるものです。ですので冒頭にも書いた通り、気づいて正しく座り直すことを心がけてください。

さらに凝っているなと感じたところは重点的に、最低でも1時間に1回休憩がてら軽くストレッチしましょう。本書の各項目にあるストレッチを参考にしてくださいね。

周辺の道具にも気をつけましょう。イスは肘掛けがあると負担が軽減されるのでおすすめです。マウスは小ぶりのものを使いましょう。マウスクッションがあるとさらにいいですね。

キーボードやマウスを使う際は力を入れ過ぎないこと。パソコン入力をしないで考えたり字を読

↓パソコン時の悪い姿勢。全体的に無駄に力が入っていて、見ているだけで肩が痛くなりそうです。

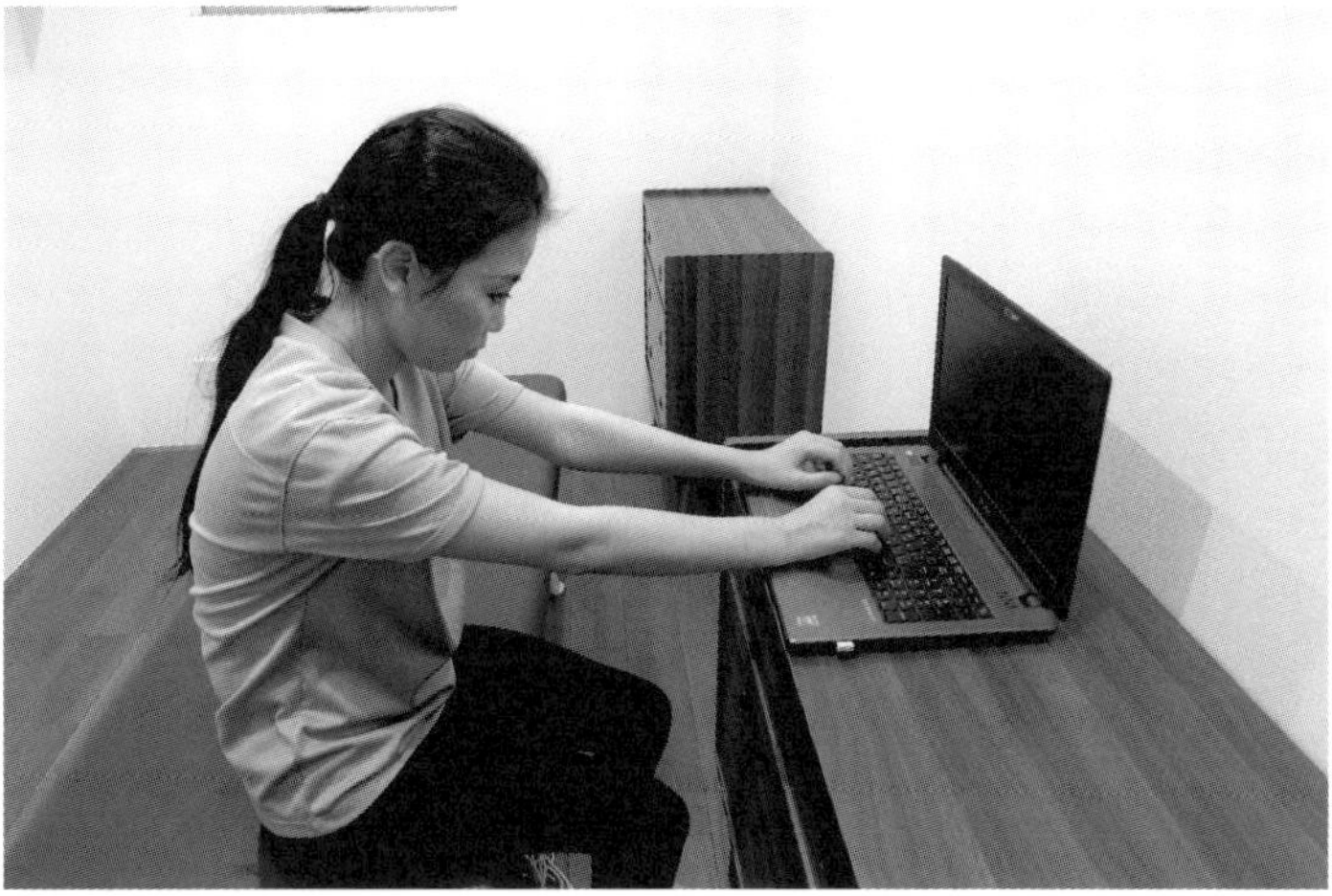

↓こちらが良い姿勢。姿勢が崩れるのは仕方ないとして、適度に気づいて正す意識を。

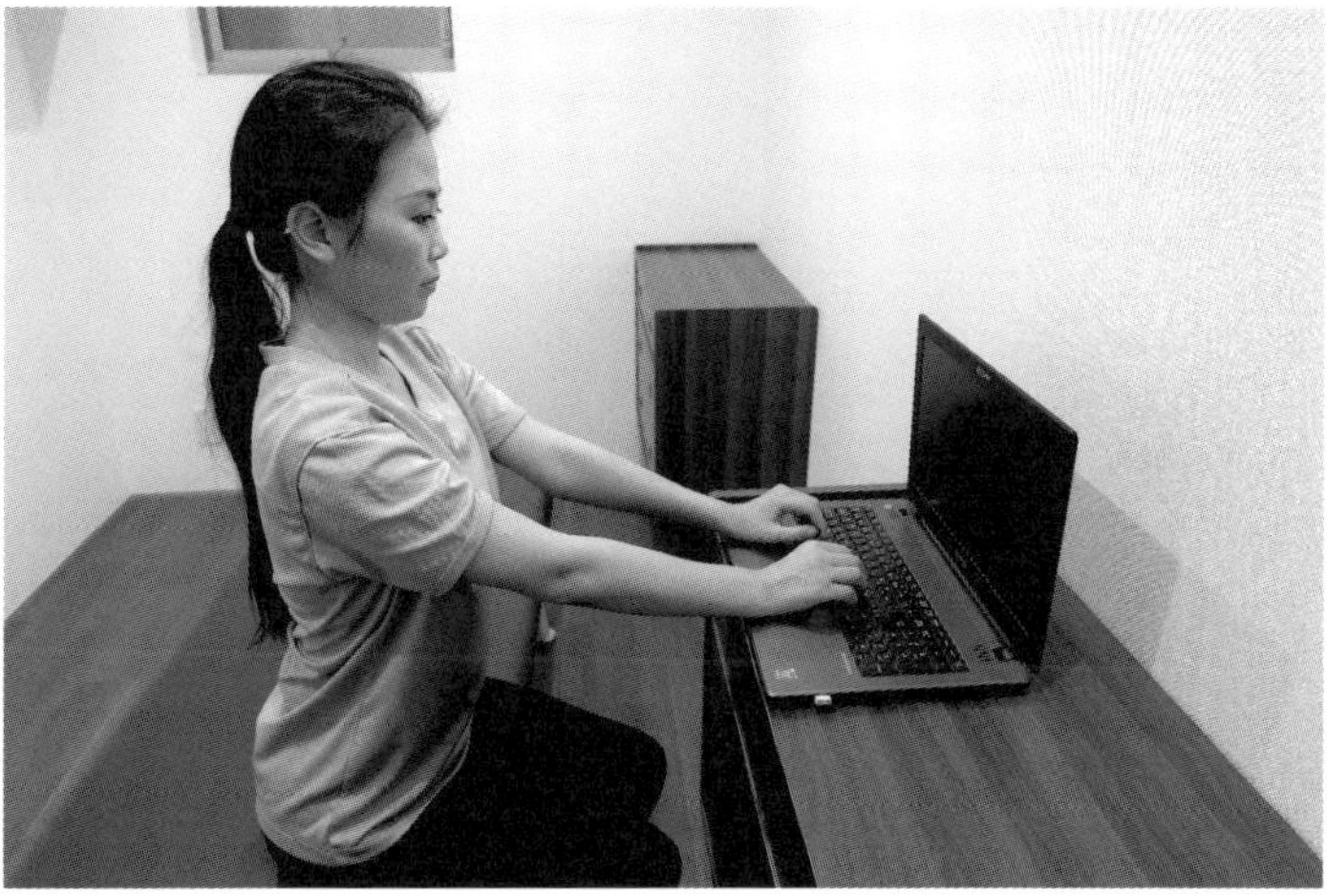

↓スマホ使用時の悪い姿勢。
首や肩への負担が大きな
姿勢です。

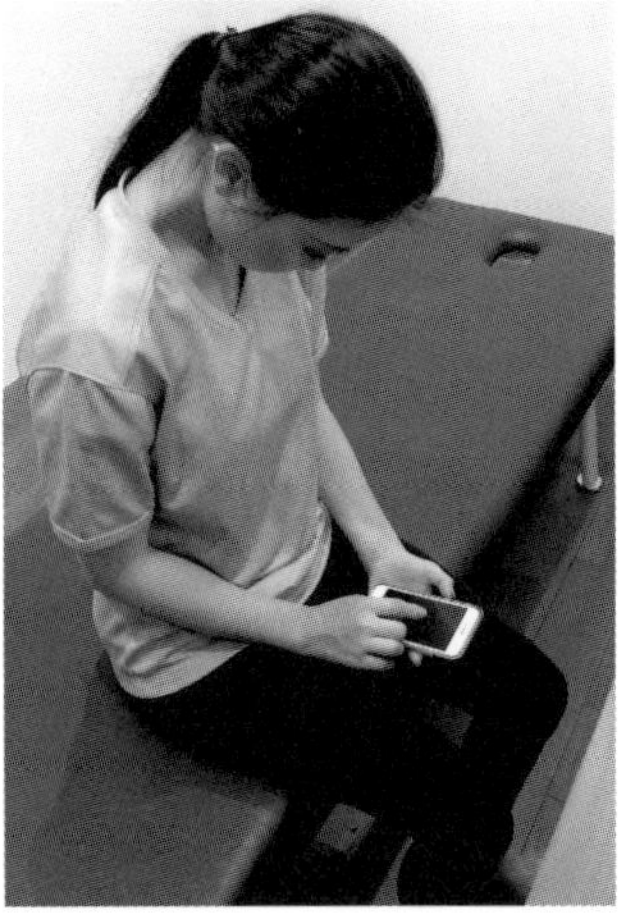

↓こちらが良い姿勢。片手で
支えることで首や肩への
負担を減らします。

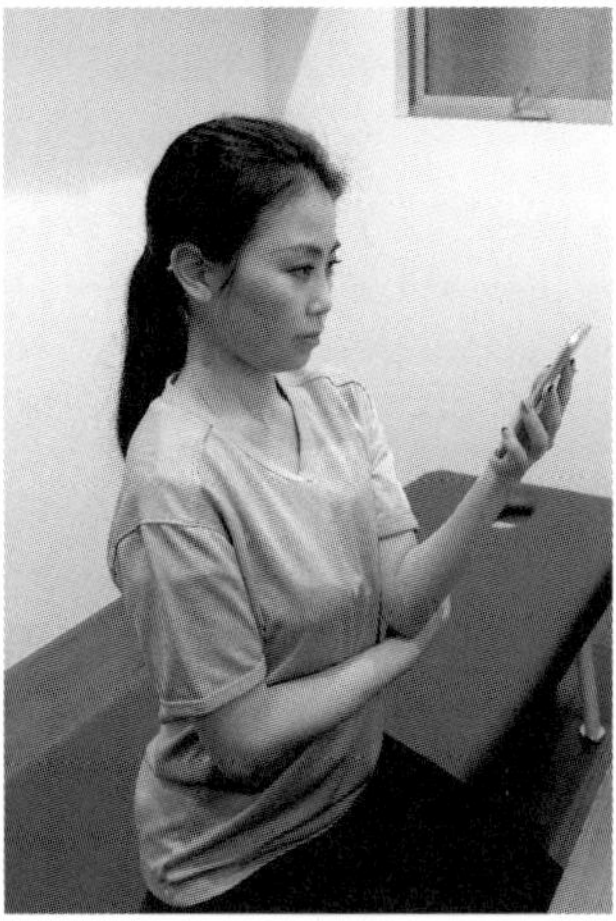

んだりするときは、できるだけキーボードやマウスから手を放すようにしてください。

■スマホ使用時の楽な姿勢

スマホをいじるときの姿勢にも気をつけましょう。

まずは悪い姿勢からですが、写真のようなうつむき姿勢の人、本当によく見かけます。バランスが悪いので、使用後に首や肩や腰に極度の疲れを感じているはずです。

正しい姿勢は簡単。

まず腕組みをします。スマホを持ちたい方の手を上げます。

もう片方はそのままをキープしておきましょう。

写真のように、スマホを持つ手をもう片方の手で支えているような姿勢、これがスマホ使用時の楽な姿勢です。

この姿勢だと崩れにくく、自然と胸が張り、肩が狭まったりうつむいたりしなくなります。また、首への血流も滞らないので、頭に十分な栄養と酸素が送られます。スマホのしすぎで頭がボーッとしたり、目が極端に疲れたりといった不調も防ぐことができます。

このような姿勢へのちょっとした気配りで、疲れの度合いがかなり違ってきます。ぜひ日々の生活に取り入れてください。

●自律神経のお話

■2つの大事な神経

本書では何度か「自律神経の乱れ」という言葉を使用しています。

はたして自律神経とはどういうものなのか。乱れることでどうして体の痛みを引き越しているのか。これらについてここでは説明します。

自律神経への理解が、痛みのない生活を送るヒントになるはずです。

なるべく専門的な言葉を使わず、わかりやすい言葉で説明していくので、ぜひ読んで今後の参考にしてください。

自律神経は大きく2つの神経に分かれます。

2つの神経とは「交感神経」と「副交感神経」です。

まず交感神経ですが、これは脳や体を活発にする働きを持っています。日中の仕事や勉強をしている時間は、主にこの交感神経が主流となり、血液や栄養をたくさん生産し体全体へ送ることを担っているのです。緊張しているときやストレスがかかっているときも交感神経は研ぎ澄まされています。

続いて副交感神経。こちらは交感神経の対極にあるものです。

仕事や勉強の合間の休憩時間、眠る前のリラックスタイムなど、脳や体の働きを省エネモードにしています。

よってエネルギーの消費は少なくなり、心身を回復させることができます。家族との交流や趣味の時間など、自分の好きなことをしているときも副交感神経が主流です。

2つの神経は対です。

交感神経は昼間、副交感神経は夜間に主に活躍します。

交感神経が働いている時間が稼働・戦闘時間なら、副交感神経は修復・休戦時間になります。電気にたとえるなら、副交感神経が充電、交感神経が放電となりますね。

片方が働いているとき、もう片方は停止しています。休みながら働くなんてことはできませんから。

自律神経の2つの柱である交感神経と副交感神経は、人間が生きるための大事な役目を担っています。どちらも欠かせない存在なのです。

■副交感神経が鈍りがちな現代

自律神経はバランスが大事で、交感神経と副交感神経、どちらも適度に活発にならないといけません。どちらかに偏ってしまってはいけないのです。

しかし現代はそれが難しくなっています。交感神経が過敏になり、副交感神経が鈍くなりがちになっているのです。これが自律神経の乱れを招いています。

ストレス化社会といわれる現代、本来なら副交感神経が働くべき休憩時間も、ストレスのせいで交感神経が勝っていることがあります。

疲れていて眠りたいのに、イライラや悩みが重なってなかなか思うように寝付けない。これは交感神経が尖っていて副交感神経が出てきてくれない状態です。

またご飯を食べながらスマホをいじったりパソコンでメールを打つ人がいます。食事中は副交感神経の時間であるべきですが、これだと交感神経のほうに軍配が上がってしまうでしょう。

このようなことが繰り返されると、慢性的に副交感神経の働きが鈍くなり、体の回復力が低下してしまいます。

回復力がなくなったら、当然体の疲れは抜けません。すぐ痛む、治りにくい体になってしまうのです。

極端な考え方をすると、「リラックスできる副交感神経だけの生活を送ればいいのではないか」となりそうですが、副交感神経が多過ぎると今度はアレルギー体質になりやすいといったデメリットがあるといわれています。

両者のバランスが肝心だというわけです。

■休憩やストレッチは副交感神経の呼び起こし

ストレス化社会の中に生きる私たちが、自律神経の乱れない、痛み苦しみのない体を得るには、交感神経から副交感神経へ意識的にスイッチを切り替える感覚が必要だということです。

このスイッチこそが、本書においてたくさん紹介してきたセルフケア、さまざまなストレッチや生活改善のアイデアになるでしょう。セルフケアは主に休憩時間に行うもの。メールやスマホではなく、ケアにあてることで、心身を落ちつかせ、副交感神経を呼び起こしてくれます。

私たちはリラックスできる環境を積極的に作っていかなければいけません。これをしなければ、常に緊張や凝りを感じる体、痛みやすい体になってしまうのです。

作業の一区切りがついたちょっとした隙間時間に、一瞬だけでいいのでリラックスする時間を設けてください。ストレッチをする時間がなくても、自分を褒めたり労ったりしてあげるだけでもだいぶ違うはず。眠っていた副交感神経が起きだし、回復力を高めてくれます。

交感神経と副交感神経のスイッチング、大切にしましょう。

おわりに

各部の痛みを予防するケア術や、痛みのない体をつくるアイデアをたくさん詰め込みました。お役に立てたのなら幸いです。

すべてを実践する必要はありません。あなたの痛みをやわらげてくれるケアから重点的に行ってください。決して無理のないように。

大事なことは続けること。痛む前に疲れを抜くことを意識して、続けるようにしてください。ちゃんと守って続けられる人は「変われる」と私は確信しています。

習慣を見直しケアを大切にすれば、痛みとは無縁な健康な体、やりたいことが好きなようにできる理想の体を手にすることができるはずです。

たとえば現代は不妊で悩んでいる方も多くいらっしゃいます。非常にデリケートかつ、深刻な悩みで、今後も増えていく傾向にあるといわれています。

この不妊でさえも、習慣改善によって変わることが期待できます。遺伝子的な体質によって子供ができにくいとしたら難しいかもしれませんが、多くの不妊の方は「子供を授けられるだけの力が足りていない」状態にあるのだと、長年治療にあたってきて感じるようになりました。子供を授かれるだけの力を得るには、体のいろいろな機能をトータルで上げていく必要があるのです。

どれか1つでも力が満ちていなければ、子供は授かりにくいと考えるべきでしょう。

ですので、単に1つの治療法だけに固執するのではなく、あわせて自分でできるさまざまなセルフケア、新しい習慣形成を心がけていくべきです。

それはとても基本的なところから始まります。

腹式呼吸を意識するとか、できるだけ不純物の混じっていない水を飲むとか、健康と結びついている1つひとつの体づくりを意識し継続していけば、自然と子供を授かるだけの力が備わっていくはずです。

このようなアドバイス、そしてケアを実践していただくことで、長く妊娠が叶わなかったご夫婦に子供ができたケースを、私の身近で実現することができました。

できなかったことができるようになる。これは非常に劇的で、素晴らしいことだと思います。

不妊を例にしてお話ししましたが、これはほかのあらゆることに通ずるはずです。部活で好成績を記録するのも、ゴルフで良いスコアを狙うのも、仕事や家事のパフォーマンスを上げるのも、すべては何気ないセルフケア、継続による習慣形成から始まります。

1回だけのケアではどうにもなりません。続けることを第一としてください。

本書の冒頭でも述べましたが、体は本来痛くなるようにはできていません。間違った習慣を正せば、疲れの溜まらない、痛みのことで悩まなくなる体が完成すると考えましょう。

そして痛くなるには原因が必ずあることを忘れないでください。その原因さえ取り除いてあげれば、体が持つ自然治癒力によって症状は改善していきます。

しかし、痛みがなくなり健康になった途端、私たちは習慣にしていたケアを疎かにしがちです。そして運動不足や食べ過ぎなど、調子に乗って不摂生もしがちになってしまいます。これは誰にでもあることです。

ケアをする機会が減り無理を増やした結果、体に疲れが溜まりやすくなり、いずれそれが痛みとしてまた出てきてしまいます。

これはとても悪循環なことであり、そうならないためにはやはり習慣を徹底するしかありません。「ケアをしているから今の健康があるんだ」と思って、続けていくべきでしょう。

続けていくコツとして、常にモチベーションを保てるようにしましょう。

大きな目標ではなく、小さな目標を積み立てていくのがおすすめです。

たとえば、習慣にしているケアを達成したら、カレンダーや手帳の日付けに丸を付ける。これだけでも目標となります。丸がたくさんつくと「頑張ったな」と実感することができます。そして頑張ってきた自分に心が励まされるものです。

いつもより少し遠くまで散歩する。ゴルフのスウィングを10回増やす。どんな目標でもかまいません。小さな目標を達成する喜びを感じながら、続けられる環境をつくっていってください。

もしまた痛みを感じることがあったら、また本書を手に取ってくださいね。そのときまで、痛みのない元気なあなたでいられることを願いながら、本書の執筆を終わります。

丸山　晴嗣

著者略歴

丸山　晴嗣（まるやま　はるつぐ）

1975年2月20日生まれ。株式会社サンシード代表取締役。はればれ鍼灸整骨院・整体院と船堀ソレイユ鍼灸院の総括院長。鍼灸学修士。柔道整復師、はり師、きゅう師、あん摩指圧マッサージ師、登録販売者、上級救命士など、治療に関する資格を多数所有。その志は施術にとどまらず、心理学などほかの学問も取り入れ治療に役立てている。
雑誌やラジオにも多数出演、各方面で精力的に活動し、体に不調を抱える人、痛みに悩んでいる人たちの手助けに尽力している。

商標登録の丸山式ゴムハンマー整体®などセルフケア動画のYouTubeはこちら↓

ゴムハンマー整体®

体のゆがみの９割は自分で治せる

2018年2月22日 初版発行　　2022年12月6日 第3刷発行

著　者　丸山　晴嗣　©Harutsugu Maruyama
発行人　森　　忠順
発行所　株式会社 セルバ出版
〒113-0034
東京都文京区湯島1丁目12番6号 高関ビル5B
☎03（5812）1178　FAX 03（5812）1188
https://seluba.co.jp/
発　売　株式会社 創英社／三省堂書店
〒101-0051
東京都千代田区神田神保町1丁目1番地
☎03（3291）2295　FAX 03（3292）7687

印刷・製本　株式会社 丸井工文社

Printed in JAPAN
ISBN978-4-86367-400-4